書いて　考えて　気づける！

JN051277

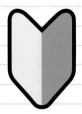

医療安全

トレーニングブック

ベーシック編

Gakken

はじめに

　安全で良質な看護や医療を提供するためには，知識を得ること (学習) や，技術を身につけること (演習・実習) は，もちろん大切です．ただし，これだけでは十分とはいえません．ほかにどのようなスキルが必要なのでしょうか？

　臨地実習 (以下，実習)，あるいは卒業後に勤務する医療現場では，「どのようなインシデント・アクシデント事例が発生しているのか？」「どのような再発防止対策・未然防止対策が実施されているのか？」などについて，看護学生 (以下，学生) のあなたが，最新の情報をタイムリーに把握し，日常の実習で活用していること (学びに基づいた実践) が重要です．このようなさまざまな情報は，"患者さんを守る"ことはもちろん，"自分を守る"ことにもつながるのです．

　本書で展開しているコンセプトは，「インシデント・アクシデントの発生の経過 (プロセス) を"見える化"」し，そのプロセスで発生する可能性のあるリスクを予測し，予測したリスクの発生を未然防止する対策を立案して，その対策の実施により，「リスクの発生は，(発生する前に) 未然防止することが可能である」という点を学ぶことにあります．

　本書では，「未然防止」ということに主眼を置いています．インシデント・アクシデントが発生する前に，どのような防止対策を講じておくべきなのか――．適切な行動の実施によって，インシデント・アクシデントの発生の未然防止が可能であることを知ってもらいたいと強く思います．

　これをできるだけわかりやすく実感してもらうために，10のトレーニングを，各テーマに沿って，それぞれ5つのステップに分けて記載しました．

　なお，「インシデント・アクシデントの発生の経過 (プロセス) の"見える化"」については，アメリカのVA-NCPS (退役軍人省患者安全センター) で開発されたHFMEA[1] (Healthcare Failure Mode and Effect Analysis：医療における失敗モード影響分析法) の考え方を参考にしています．

　本書は，実習にかかわっている学生さん，あるいは，これから実習に赴く学生さんが手に取って，自己学習をすることはもちろん，看護教育を担当されている実習指導者 (以下，指導者) や教員の方々が，教育の現場でグループ学習などに活用できるような構成にしています．

　10の各トレーニングでは，医療事故やヒヤリ・ハット事例の情報を豊富に公開している日本医療機能評価機構の医療事故情報収集等事業における「事例検索」[2]から，学生のあなたに関連すると思われる事例を検索し，実際に発生した事例に基づいた学習を展開します．

　ちなみに本書では，アクシデントを「患者さんになんらかの影響が及んだ事例」とし，インシデントを「患者さんに影響が及ばなかった事例，もしくはタイムリーな介入によって事故に至らなかった事例や状況」としますが，日本医療機能評価機構の資料に言及する際には，アクシデントは「医療事故」，インシデントは「ヒヤリ・ハット」という言葉を用いることとします．

　本書の上梓にあたっては，株式会社 学研メディカル秀潤社 編集部の増田和也氏，および秋元一喜氏に大変お世話になりました．ここで，改めて感謝の意を表する次第です．

　本書を活用して学習を深めることにより，明るく・楽しく実習を実施して，多くの学びを得ていただくことを期待します．それでは，早速，トレーニングを開始しましょう！

※1　The Basics of Healthcare Failure Mode and Effect Analysis (https://www.patientsafety.va.gov/docs/hfmea/HFMEAIntro.pdf)
※2　日本医療機能評価機構　医療事故情報収集等事業　事例検索 (https://www.med-safe.jp/mpsearch/SearchReport.action)

本書の使い方

　本書では，看護学生（以下，学生）が，臨地実習（以下，実習）で出会う可能性のある，**10の事例（10のテーマ）**を紹介し，それぞれのテーマについて実習での気づきを促すトレーニングをしていきます。

　具体的には，5つのStepに沿って進めます（**図1**）．5つのStepは以下のようになっています。

> Step 1：○○○○（テーマ）にかかわる事例の場面をイメージする
> Step 2：リスクの発生の可能性を予測する
> Step 3：プロセスを"見える化"し，リスクアセスメントを実施する
> Step 4：リスクの発生を未然防止するための対策を考える
> Step 5：今後，期待する取り組み，得られた気づきをまとめる

　これらの5つのStepの中で，11のQuestion（問いかけ）を設定していますので，それに回答しながら進めていきましょう．なお，各Questionには制限時間を明記しています．回答の際の参考にしてください。

【制限時間について】

　グループ討議の実施時間は，対象となる学生の準備状況・学習の状況も考慮する必要がありますが，原則として**10分以内**に設定しています。

　なぜなら，グループ討議を実施する場合，必ずしも設定した時間が長ければ長いほどそれに比例して充実した結果が得られる……とは限らないからです．さらに，「短い時間での判断・対応が求められる」という臨床現場の特徴を考慮して，実習や臨床現場で活用できるスキルを身につけるためにも，短めの時間設定が望ましいといえるでしょう。

　臨床に，より近い状況でトレーニングを実施しようと考える場合には，10分ではなく5分以内で討議することを目指してください。

図1　「臨地実習の"気づき"トレーニング」の5つのステップ

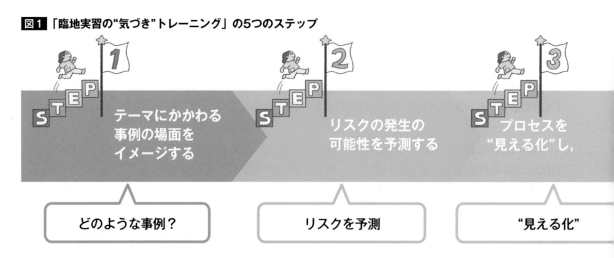

STEP 1	STEP 2	STEP 3
テーマにかかわる事例の場面をイメージする	リスクの発生の可能性を予測する	プロセスを"見える化"し，
どのような事例？	リスクを予測	"見える化"

【回答方法】

回答は，「数人のグループで意見交換をする」，あるいは「自己学習として1人で考える」などの方法で検討し，回答結果は「図の枠の中に記載する」「付箋紙に書いて貼る」「白紙に記載後に提出」「回答シート（下記）に記載し，その後，図の枠の中に同じ内容を記載する」などの形で表現し，考えを明らかにしてください．

本書では，別に「**回答シート**(p.8)」を作成しましたので，それを活用してもよいです．

【どのトレーニングから開始するか？】

本書のトレーニングは「1話完結型」となっているので，**どのトレーニングから開始してもよい**です．必ずしも，Training1から開始しなければならない，ということではありません．

たとえば，あなた個人，あるいは学校（大学），施設などで，現在課題となっている内容や，過去に発生したインシデント・アクシデントに関連する内容などから開始してもよいでしょう．

【各トレーニングの基本構成】

トレーニングの具体的な流れとしては，まず初めに，トレーニング開始前に，そのテーマに関するあなたの認識を評価します．その後，5つのStepに沿って，トレーニングを進めていきます．以下，各トレーニングの基本構成を簡単に説明します．

● あなたの現状をセルフチェック！

トレーニング開始前に，「**セルフチェックリスト**」を活用して，現在のあなたの状況を評価（セルフチェック）してください．あなたは，いくつチェックがつくでしょうか（**図2**）（制限時間2分間）．

図2 セルフチェックリスト（例）

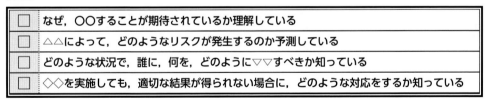

☐	なぜ，〇〇することが期待されているか理解している
☐	△△によって，どのようなリスクが発生するのか予測している
☐	どのような状況で，誰に，何を，どのように▽▽すべきか知っている
☐	◇◇を実施しても，適切な結果が得られない場合に，どのような対応をするか知っている

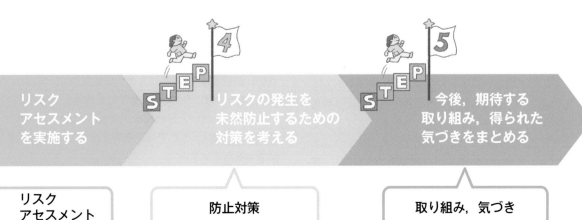

リスクアセスメントを実施する → リスクの発生を未然防止するための対策を考える → 今後，期待する取り組み，得られた気づきをまとめる

リスクアセスメント　　防止対策　　取り組み，気づき

図3 トレーニング全体の"見える化"

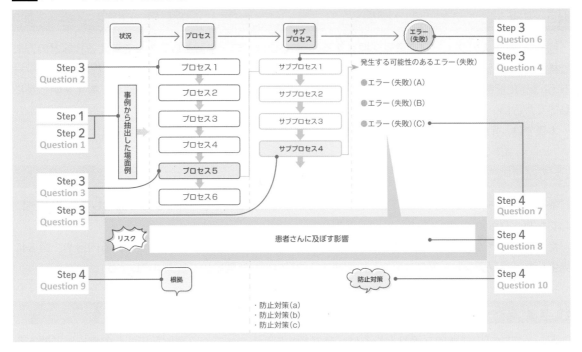

● 結果の活用方法

チェックが終了したら，そのテーマに関するトレーニング前のあなたの現状評価として，この記録を保存してください．チェック終了後，Step 1 からトレーニングを開始しましょう（**図3**）.

Step 1 ：○○○○（テーマ）にかかわる 事例の場面をイメージする

Step 1 では，問題提起として，日本医療機能評価機構のホームページ上にある，医療事故情報収集等事業の「事例検索」にて検索された事例の中から，そのテーマに関連する事例を紹介します．事例を読んで，実習の具体的な場面を，頭の中にイメージとして思い浮かべてみましょう（**制限時間 3 分間**）.

Step 2 ：リスクの発生の可能性を予測する

Step 1 の事例で示された状況をもとに，どのような場面で，どのようなリスクの発生の可能性があるかを考えます．発生する可能性のあるリスクを予測して，あなたの頭の中に浮かんだリスクを 1 つ以上挙げてください（Question 1）（**制限時間 5 分間**）．各トレーニングでは，ここで挙げたリスクの例をもとに，Step 3 以降の Question と Answer を展開していくことになります．

Step 3 ：プロセスを"見える化"し， リスクアセスメントを実施する

ここでは，プロセスを"見える化"し，そのプロセスの 1 つに焦点を当てて，リスクアセスメントを実施します．

Question 2

Step 2 の状況で，学生と患者さんは，具体的にどのような行為を実施するのかを考えてください．状況をより細分化して，ひとつひとつの行為を"見える化"しましょう．具体的なプロセスを左から順番に，記載してください．記載する際，"動画のコマ送り"をイメージするとわかりやすいと思います（**制限時間 5 分間**）.

Question 3

次に，この"見える化"した複数のプロセスの中で，どれか 1 つのプロセスを選択し，焦点を当ててください．選択の基準は，「リスクが発生しやすいプロセス」，あるいは，「リスクが発生した場合，患者さんへの影響が大きいと思われるプロセス」などです（**制限時間 3 分間**）．ここでは，例として「プロセス 5」に焦点を当てます．

Question 4

次に，この焦点を当てたプロセス 5 について，より詳しいプロセス（サブプロセス）を考えてくだ

さい（**制限時間5分間**）.

Question 5

さらに，これらのサブプロセスの中で，どれか1つのサブプロセスを選択し，焦点を当ててください．選択の基準は，「リスクが発生しやすいサブプロセス」，あるいは，「リスクが発生した場合，患者さんへの影響が大きいと思われるサブプロセス」などです（**制限時間3分間**）．ここでは，例として，「サブプロセス4」に焦点を当てます．この焦点を当てた「サブプロセス4」に関して，リスクアセスメントを実施します．

Question 6

このサブプロセス4で，発生する可能性のあるエラー（失敗）を1つ以上考えてください（**制限時間5分間**）．ここでは，回答例として，「エラー（失敗）A」「エラー（失敗）B」「エラー（失敗）C」を挙げました．

Step 4：リスクの発生を未然防止する対策を考える

Step 4では，Step 3で挙げたサブプロセスで発生する可能性のあるエラー（失敗）に対して，「そのエラー（失敗）が発生した結果，患者さんにどのような影響を及ぼすか（どのようなリスクの発生の可能性があるのか）」を予測し，それらのリスクの発生を未然防止するための対策を考えます．

Question 7

初めに，「そのエラー（失敗）が発生した結果，患者さんにどのような影響を及ぼすか（どのようなリスクの発生の可能性があるのか）」を予測します．Step 3のQuestion 6で挙げたエラー（失敗）の中で，1つを選択し，焦点を当ててください．選択の基準は，「リスクが発生しやすいエラー（失敗）」，あるいは，「リスクが発生した場合，患者さんへの影響が大きいと思われるエラー（失敗）」などです（**制限時間3分間**）．ここでは，回答例として，「エラー（失敗）C」に焦点を当てました．

Question 8

次に，そのエラー（失敗）が発生した場合に予測される「患者さんに及ぼす影響」，あるいは「患者さんに発生する可能性のあるリスク」を1つ以上考えてください（**制限時間5分間**）．

Question 9

ここでは，なぜ，患者さんにQuestion 8の回答のようなリスクの発生の可能性が予測されるのか，という根拠を1つ以上考えてください（**制限時間5分間**）．**次に，予測したリスクの発生を未然に防止するための対策を考えます**．

Question 10

防止対策を考える際，とくに考えておきたい状況に着目します．そして，リスクの発生の可能性が予測された場合に，これを未然に防止する対策を1つ以上考えてください（**制限時間5分間**）．ここでは，回答例として，「防止対策（a）」「防止対策（b）」「防止対策（c）」を挙げました．

Step 5：今後，期待する取り組み，得られた気づきをまとめる

ここで，事例のその後の経過を紹介します．事例がどのように発生したのかを，確認しましょう．一部の事例では，背景要因なども含めて記載しています．

● トレーニングのまとめ

Question 11

トレーニングを体験したことで，得られた気づきや，気づいた結果を活用してみましょう．今後，どのような実習を展開・継続するのか，個人として，あるいはグループとして取り組みたいことについて，考えをまとめて用紙に記載してください（**制限時間10分間**）．

● トレーニングを終えて

ここでは，トレーニングを体験したことで，自分ならどのように行動するのか，という視点であらためて考えるためのヒントを記載しています．

● さらなるトレーニングをする場合

ここでは，焦点を当てるプロセスやサブプロセスを変更することにより，新たなトレーニングが可能なことを説明しています．

● 指導者・教員へのメッセージ

学生の実習にかかわる指導者や教員に向けて，トレーニングを活用した取り組みについてのメッセージを記載しています．

回答シート

【トレーニング(　　)　テーマ：(　　　　　　　　　　　　　　　　　)】

【Question 1 】 発生する可能性のあるリスクを予測する

①
②
③
④

【Question 2 】 プロセスを具体的に考える(状況をより細分化して"見える化"する)

①
②
③
④
⑤

【Question 3 】 プロセスの 1 つを選択し，焦点を当てる

・

【Question 4 】 焦点を当てたプロセスのサブプロセスを考える (さらに細分化する)

①
②
③

【Question 5 】 サブプロセスの 1 つを選択し，焦点を当てる

【Question 6 】 選択したサブプロセスで，発生する可能性のあるエラー(失敗)を考える

①
②
③
④

【Question 7 】 エラー(失敗)の１つを選択し，焦点を当てる

> ・

【Question 8 】 選択したエラー(失敗)によって，予測される「患者さんに及ぼす影響」を考える

> ・

【Question 9 】 なぜ，Question 8 の回答のようなリスク発生の可能性が予測されるのか，根拠を考える

> ・

【Questipn 10】 どうすれば，Question 8 の回答のようなリスク発生を未然に防止できるか，対策を考える

> ・

【Question 11】 トレーニングのまとめ

> （トレーニングを体験して得られた気づきは？）
> ・
> ・
>
> （今後，どのような実習を展開・継続するのか？）
> ・

もくじ

はじめに 003

本書の使い方 004

回答シート 010

〰〰〰〰〰〰〰〰〰〰〰〰〰〰〰〰〰

🚩Training 1　確認不足 013

🚩Training 2　環境整備の不備 035

🚩Training 3　思い込み 057

🚩Training 4　報告を怠る 079

🚩Training 5　情報の伝達不足 101

⚑ Training 6　不適切な移動介助 123

⚑ Training 7　判断未実施 145

⚑ Training 8　疑問力の不足 167

⚑ Training 9　伝達不足 189

⚑ Training 10 説明不足 211

索引 234

●回答シートについて

本書のp.8-9に掲載されている「回答シート」は，下記URLからPDFファイルとして入手することも可能です．グループワークや，何度も繰り返し取り組むような場合に，ご活用ください．

https://gakken-mesh.jp/html/pc/pdf/iryouanzen_training/kaitou_sheet.pdf

編集担当：秋元一喜
表紙・カバーデザイン：エストール
本文デザイン・DTP：萩原夏弥
イラスト：サトウコウタ

Training 1

確認不足

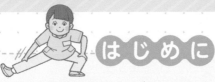

はじめに

　看護ケアを実施するにあたっては，さまざまな確認が求められます．確認をしっかりと実施することは，患者さんへの安全な看護の提供につながるため，実習でも繰り返し指導されることになります．しかし，現状では“確認不足”にかかわるインシデント・アクシデントが発生しています．

　このトレーニングでは，「なぜ，“確認不足”によるインシデント・アクシデントの発生が防止できないのか？」ということを，具体的な事例を通して，学生のあなたに考えてもらいます．その考える過程で，自分が陥りやすい傾向に気づくことや，インシデント・アクシデントの発生を未然防止する対策を理解することがねらいです．

　このトレーニングでの体験によって，「リスクの発生は，（発生する前に）未然防止することが可能である」ということに気づいてください．あなたは実習中，“確認不足”のためにヒヤリとした，ハッとしたことはありませんか？

あなたの現状をセルフチェック！

　トレーニング開始前に，セルフチェックをしましょう．このトレーニングでは，

・なぜ，“確認不足”によるインシデント・アクシデントの発生が防止できないのか，具体的に考える
・自分が陥りやすい傾向を知るために，具体的事例を活用して，発生する可能性のある“リスクを予測”し，その予測したリスクの発生を未然防止する対策を考える

という体験をします．

　まず初めに，トレーニングを開始する前に，「“確認不足”セルフチェックリスト（図1-1）」を活用して，現在のあなたの状況を評価（セルフチェック）してください．あなたは，いくつチェックがつくでしょうか（●制限時間2分間）．

図1-1　"確認不足"セルフチェックリスト

check →

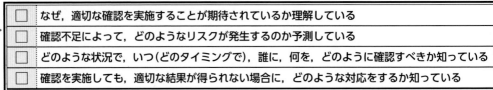

☐	なぜ，適切な確認を実施することが期待されているか理解している
☐	確認不足によって，どのようなリスクが発生するのか予測している
☐	どのような状況で，いつ（どのタイミングで），誰に，何を，どのように確認すべきか知っている
☐	確認を実施しても，適切な結果が得られない場合に，どのような対応をするか知っている

結果の活用方法

　チェックが終了したら，「“確認不足”に関するトレーニング前のあなたの現状評価」として，この記録を保存してください．チェックが「1つもつかない」「全部についた」など，いろいろあるかと思いますが，ここで評価する点はチェックの数ではありません．「“確認不足”に関するあなたの現状」を自覚してもらうことが目的なのです．では，チェック終了後，Step1からトレーニングを開始しましょう．

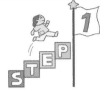

STEP 1 "確認不足"にかかわる事例の場面をイメージする

　Step 1 では，日本医療機能評価機構のホームページ上にある，医療事故情報収集等事業の「事例検索」にて検索された事例の中から，"確認不足"にかかわる事例（以下，本事例）を紹介します．

　本事例を読んで，実習の具体的な場面を，頭の中にイメージとして思い浮かべてみましょう（●制限時間 3 分間）．

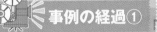
事例の経過①

● 看護学生が，受け持ちの患者さん（60歳代，女性）の洗髪を実施するため，洗髪車とともに，看護師と一緒に病室に訪れた．

● 看護学生は，一度，自分の手で湯の温度を確認し，患者さんの髪の毛をすすいだ．

● その後シャンプーで洗浄し，再度，髪のすすぎを実施した．

（日本医療機能評価機構 医療事故情報収集等事業 事例検索より抽出，一部改変）

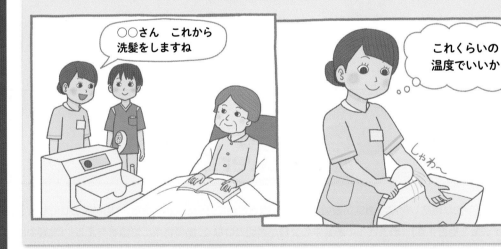

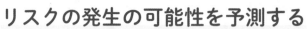

STEP 2 リスクの発生の可能性を予測する

　本事例は,「学生が, 患者さんに病室で洗髪を実施する」という状況です. Step 2 からStep 5 までの間に, 11のQuestion(問いかけ)がありますので, 回答を考えてください. 回答は,「回答シート」の対応するところに記載してください.

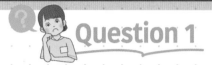

Question 1

　「学生が, 患者さんに病室で洗髪を実施する」という状況において, どのような場面で, どのようなリスクの発生の可能性があるでしょうか? 発生する可能性のあるリスクを予測して, あなたの頭の中に浮かんだリスクを1つ以上挙げて, 枠の中に記載してください(図1-2)(●制限時間5分間).

図1-2 発生する可能性のあるリスクを予測する

> 学生が, 患者さんに病室で洗髪を実施する

Answer 1

回答例

　回答例では,「学生が確認した湯の温度が適切ではなく, 患者さんに, 突然, 熱い(冷たい)思いをさせてしまう」「患者さんが洗髪を拒否する」「患者さんの洗髪中の姿勢が適切ではなく, 筋骨格系に影響を与える」「洗髪中に, 患者さんの容態が悪化する」「使用するシャンプーなどが目や口に入り, 影響を与える」などのリスクを挙げました.
　リスクは書けましたか? では, 予測したリスクの発生を未然防止するためには, どのような行動が求められるでしょうか. 次のStepからは, 実習のプロセスを"見える化"し, 複数のプロセスの中で焦点を当てるところを決めて, リスクの発生を未然防止する対策を, 順を追って考えます.

STEP 3 プロセスを"見える化"し, リスクアセスメントを実施する

Step 3 では, 最初に実習のプロセスの"見える化"を実施し, その後, プロセスの1つに焦点を当てて, リスクアセスメントを実施します.

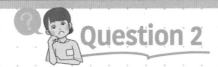

Step 2 で挙げた「学生が, 患者さんに病室で洗髪を実施する」という状況において, 学生と患者さんは, 具体的にどのような行為を実施するのかを考えてください. 状況をより細分化して, ひとつひとつの行為を"見える化"しましょう. 具体的なプロセスを, 図1-3 の左から順番に, 枠の中に記載してください. なお, 枠は6つありますが, 7つ以上ある場合には, 枠を追加して記載してください(●制限時間5分間).

図1-3 プロセスを具体的に考える

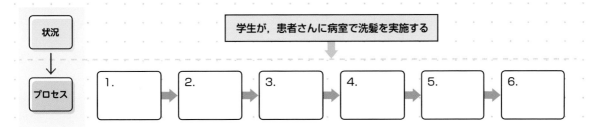

回答例では, 学生が準備をして, 患者さんの洗髪を実施するというプロセスをイメージしています. 行動する順番に, 左から「援助計画の確認」「洗髪車の準備」「説明と患者さんの準備」「洗髪実施」「髪を整える」「終了後の報告」というプロセスを挙げ, "見える化"しました.

回答例 プロセスを"見える化"する

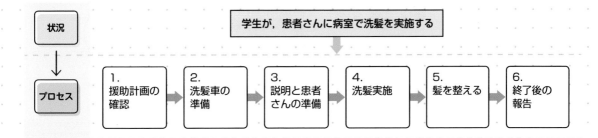

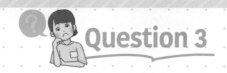

Question 3

次に，この"見える化"した複数のプロセスの中で，どれか1つのプロセスを選択し，焦点を当ててください．選択の基準は，「リスクが発生しやすいプロセス」，あるいは，「リスクが発生した場合，患者さんへの影響が大きいと思われるプロセス」などです（●制限時間3分間）．

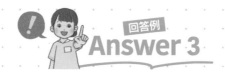

回答例 Answer 3

回答例では，「洗髪車の準備」のプロセスに焦点を当てました．

回答例 プロセスの1つを選択し，焦点を当てる

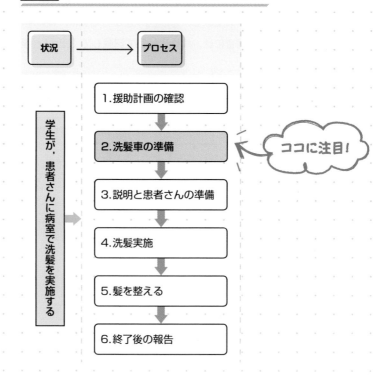

状況 → プロセス

学生が，患者さんに病室で洗髪を実施する

1. 援助計画の確認
2. 洗髪車の準備 ← ココに注目！
3. 説明と患者さんの準備
4. 洗髪実施
5. 髪を整える
6. 終了後の報告

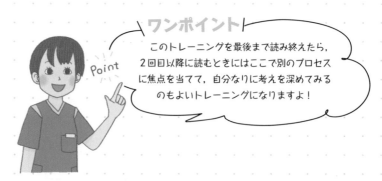

ワンポイント

Point

このトレーニングを最後まで読み終えたら，2回目以降に読むときにはここで別のプロセスに焦点を当てて，自分なりに考えを深めてみるのもよいトレーニングになりますよ！

Question 4

次に，この焦点を当てたプロセスについて，より詳しいプロセス（サブプロセス）を考えて，**図1-4**の枠の中に記載してください．なお，枠は4つありますが，5つ以上ある場合には，枠を追加して記載してください（●制限時間5分間）．

図1-4 焦点を当てたプロセスのサブプロセスを考える

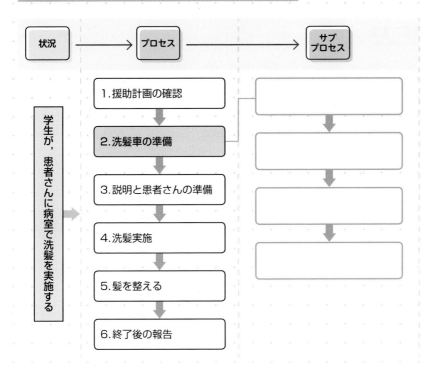

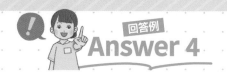

Answer 4

回答例では，行動する順番に，上から「患者さんが快適に感じられる湯の温度を準備する」「学生が準備した湯が適切か，看護師に確認する」「湯の準備時に，発生する可能性のあるリスクと注意事項を確認する」「洗髪中に発生する可能性のあるリスクへの対応を確認する」というサブプロセスを挙げ，"見える化"しました．「洗髪車の準備」というプロセスは，詳しく書き表すと，このようなサブプロセスに"分解"できるということです．さらに，サブプロセスがある場合には，このように続けて記載します．

回答例 ▶ サブプロセスを"見える化"する

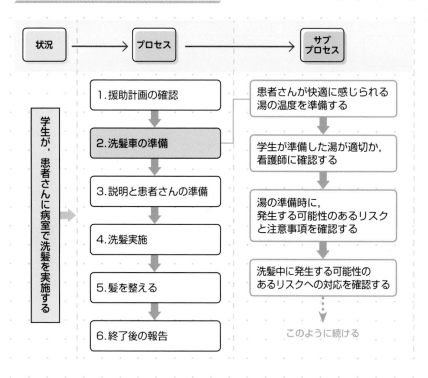

Question 5

さらに，これらのサブプロセスの中で，どれか1つのサブプロセスを選択し，焦点を当ててください．選択の基準は，「リスクが発生しやすいサブプロセス」，あるいは，「リスクが発生した場合，患者さんへの影響が大きいと思われるサブプロセス」などです（●制限時間3分間）.

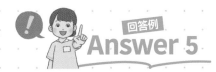

回答例では，「学生が準備した湯が適切か，看護師に確認する」というサブプロセスに焦点を当てました．

回答例 サブプロセスの1つを選択し，焦点を当てる

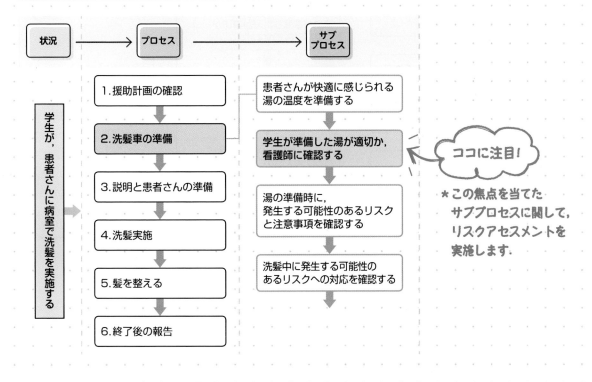

Question 6

　この「学生が準備した湯が適切か，看護師に確認する」というサブプロセスで，発生する可能性のあるエラー（失敗）を1つ以上考えて，それらを図1-5にあるサブプロセスの右側の枠内に記載してください（●制限時間5分間）.

図1-5　発生する可能性のあるエラー（失敗）を考える

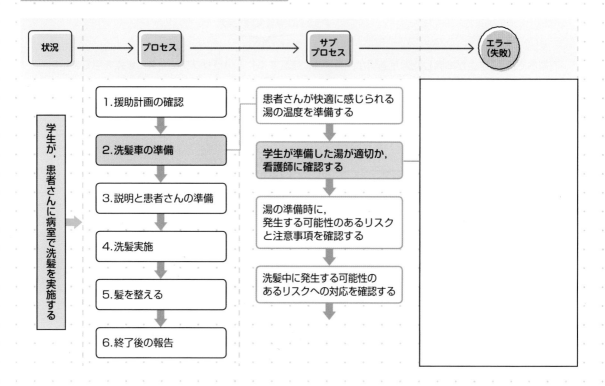

回答例 Answer 6

　回答例では，「学生は，手と頭皮で湯の温度の感じ方が違う可能性に気づいていない」「学生は，自分の考えを伝えて，準備した湯の温度を看護師に確認しない」「学生は，熱めの設定で準備をした湯が，数分後の実施時に，どれくらいの温度になるか確認しない」などを挙げました．

回答例▶ 発生する可能性のあるエラー（失敗）を挙げる

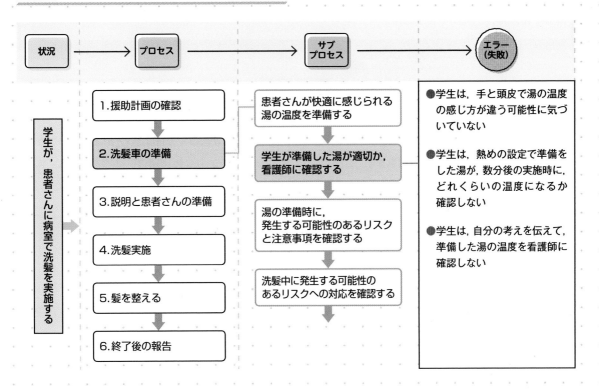

STEP 4 リスクの発生を未然防止するための 対策を考える

　Step 4 では，Step 3 で挙げたサブプロセスで発生する可能性のあるエラー（失敗）に対して，「そのエラー（失敗）が発生した結果，患者さんにどのような影響を及ぼすか（どのようなリスクの発生の可能性があるか）」を予測し，それらのリスクの発生を未然防止するための対策を考えます．

Question 7

　初めに，「そのエラー（失敗）が発生した結果，患者さんにどのような影響を及ぼすか（どのようなリスクの発生の可能性があるのか）」を予測します．Step 3 の Answer 6 のエラー（失敗）の中で，1 つを選択し，焦点を当ててください．選択の基準は，「リスクが発生しやすいエラー（失敗）」，あるいは，「リスクが発生した場合，患者さんへの影響が大きいと思われるエラー（失敗）」などです（●制限時間 3 分間）．

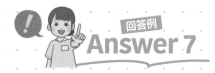

回答例

Answer 7

　回答例では，「学生は，自分の考えを伝えて，準備した湯の温度を看護師に確認しない」というエラー（失敗）に焦点を当てました．

回答例 ▶ エラー（失敗）の 1 つを選択し，焦点を当てる

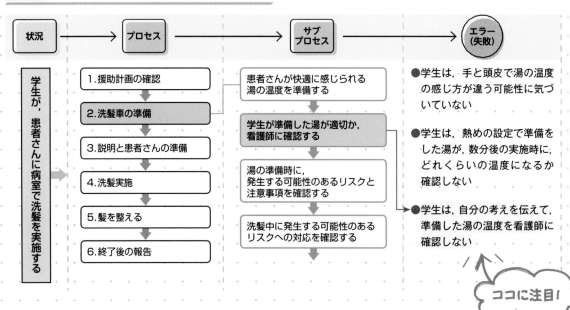

Question 8

次に，そのエラー（失敗）が発生した場合に予測される「患者さんに及ぼす影響」，あるいは「患者さんに発生する可能性のあるリスク」を考えてください．考えた内容を1つ以上，**図1-6** の「吹き出し」の中に記載してください（●制限時間5分間）．

図1-6 予測される「患者さんに及ぼす影響」を考える

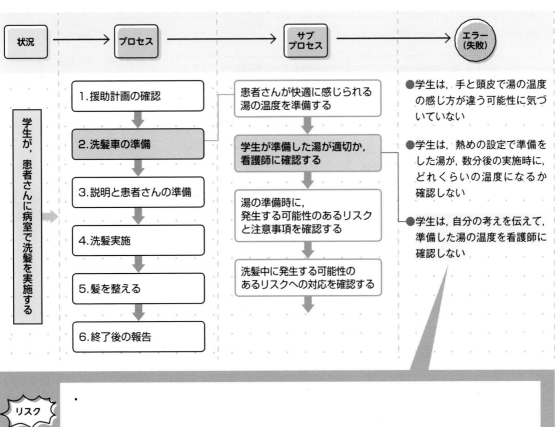

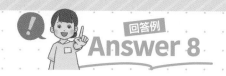

回答例 Answer 8

　回答例では，「学生が自分の考えに誤りがある可能性に気づかず，看護師への確認不足が回避できないことで，患者さんに熱めの湯による影響が生じる」を挙げました.

回答例 ▶ 予測される「患者さんに及ぼす影響」を挙げる

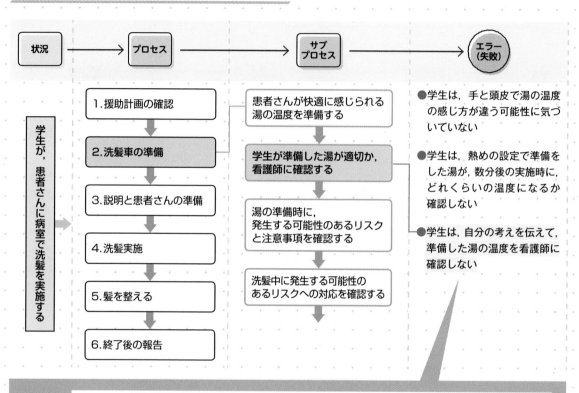

状況 → プロセス → サブプロセス → エラー（失敗）

学生が，患者さんに病室で洗髪を実施する

プロセス	サブプロセス	エラー（失敗）
1. 援助計画の確認	患者さんが快適に感じられる湯の温度を準備する	●学生は，手と頭皮で湯の温度の感じ方が違う可能性に気づいていない
2. 洗髪車の準備	学生が準備した湯が適切か，看護師に確認する	●学生は，熱めの設定で準備をした湯が，数分後の実施時に，どれくらいの温度になるか確認しない
3. 説明と患者さんの準備	湯の準備時に，発生する可能性のあるリスクと注意事項を確認する	●学生は，自分の考えを伝えて，準備した湯の温度を看護師に確認しない
4. 洗髪実施	洗髪中に発生する可能性のあるリスクへの対応を確認する	
5. 髪を整える		
6. 終了後の報告		

リスク

・「学生が自分の考えに誤りがある可能性に気づかず，看護師への確認不足が回避できないことで，患者さんに熱めの湯による影響が生じる」という**リスクの発生の可能性が予測される**

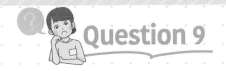

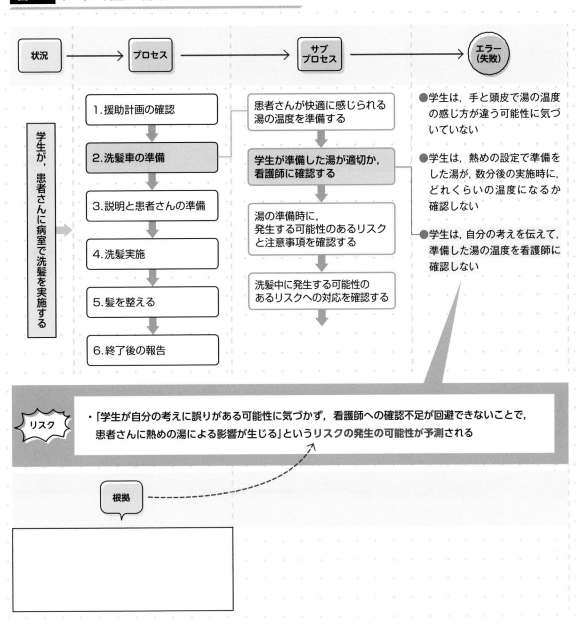

Question 9

　ここでは，なぜ，患者さんにAnswer 8のようなリスクの発生の可能性が予測されるのか，という根拠を
1つ以上考えて，図1-7の「吹き出し」の中に記載してください（●制限時間5分間）．

図1-7　リスクの発生の可能性が予測される根拠を考える

状況　→　プロセス　→　サブプロセス　→　エラー（失敗）

学生が，患者さんに病室で洗髪を実施する

1. 援助計画の確認
2. 洗髪車の準備
3. 説明と患者さんの準備
4. 洗髪実施
5. 髪を整える
6. 終了後の報告

患者さんが快適に感じられる湯の温度を準備する

学生が準備した湯が適切か，看護師に確認する

湯の準備時に，発生する可能性のあるリスクと注意事項を確認する

洗髪中に発生する可能性のあるリスクへの対応を確認する

● 学生は，手と頭皮で湯の温度の感じ方が違う可能性に気づいていない

● 学生は，熱めの設定で準備をした湯が，数分後の実施時に，どれくらいの温度になるか確認しない

● 学生は，自分の考えを伝えて，準備した湯の温度を看護師に確認しない

リスク
・「学生が自分の考えに誤りがある可能性に気づかず，看護師への確認不足が回避できないことで，患者さんに熱めの湯による影響が生じる」という**リスクの発生の可能性が予測される**

根拠

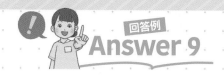

回答例では,「学生は,一度,自分の手で湯の温度を確認し,患者さんの髪の毛をすすいだ」という情報があることを挙げました.

回答例 ▶ **リスクの発生の可能性が予測される根拠を挙げる**

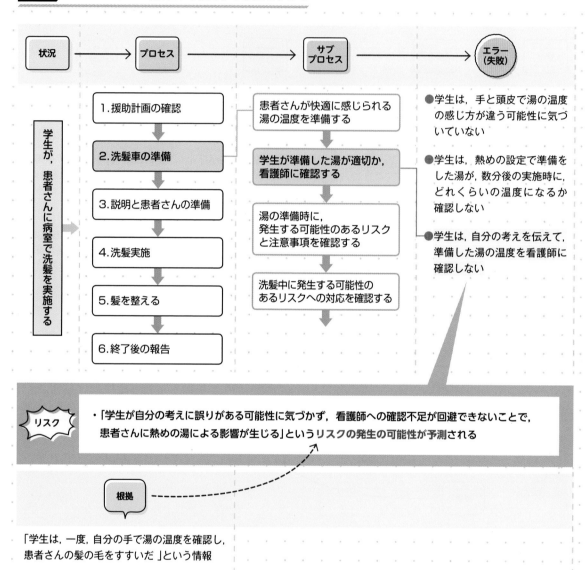

次に,予測したリスクの発生を未然防止するための対策を考えます.

Question 10

　防止対策を考える際，とくに，「学生が自分の考えに誤りがある可能性に気づかない」という状況に着目します．そして，「看護師への確認不足が回避できないことで，患者さんに熱めの湯による影響が生じる」というリスクの発生が予測された場合に，これを未然防止する対策を1つ以上考えて，**図1-8**の「防止対策」の枠の中に記載してください（●制限時間5分間）．

図1-8 リスクの発生を未然防止する対策を考える

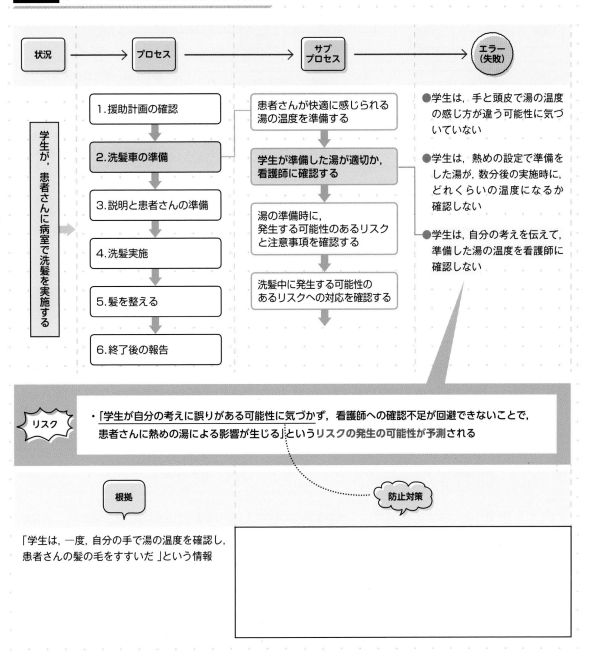

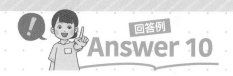

Answer 10

　回答例では,「学生が,自分の考えに誤りがある可能性に気づき,実施前に,自分が準備したことが適切か否か,看護師に確認する」,「学生が,看護師への確認不足を回避するために,実施前に,学生と看護師で,準備状況の確認をすることをルール化する」などを挙げました.

回答例 ▶ **リスクの発生を未然防止する対策を挙げる**

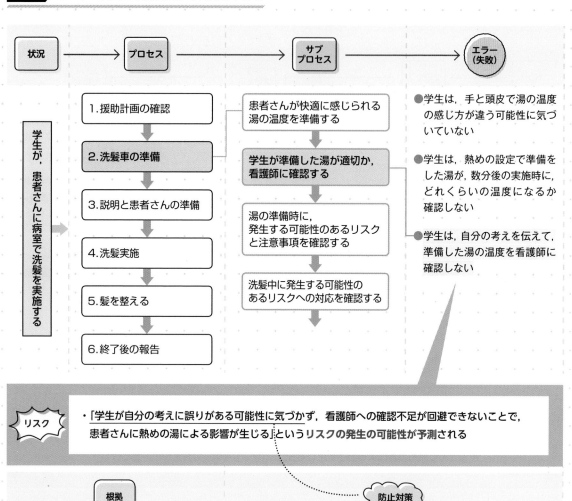

STEP 5 今後，期待する取り組み，得られた気づきをまとめる

　さて，ここまでで，学生のあなたなりの，リスクの発生の可能性の予測と防止対策を考えたところで，本事例のその後の経過をみてみましょう．

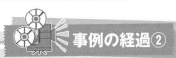
事例の経過②

● 髪のすすぎを行った際に，患者さんから「少し熱い」と言われた．

● 看護師が，直ちに湯の温度を確認したところ，熱く感じる湯の温度だった．

● 看護学生に確認したところ「ぬるくなるので熱めにしました」と返答があった．

● 看護学生は，48℃の設定で湯を用意していたことが判明した．

● 看護師が，直ちに水を入れて38℃くらいの適温に設定し，再度，患者さんの髪をすすいだ．

（日本医療機能評価機構 医療事故情報収集等事業 事例検索より抽出，一部改変）

　本事例では，実際には，看護学生が，48℃の設定で湯を用意して，患者さんの髪をすすいでしまい，患者さんに熱めの湯による影響が生じるというアクシデントが発生しました．

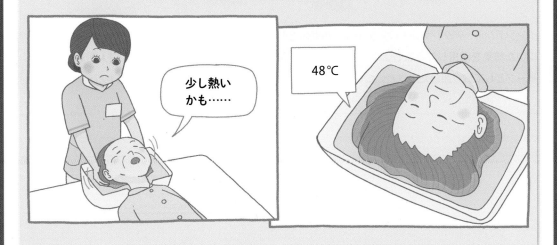

アクシデントの発生に影響したことを想定する

　学生が，48℃の設定で湯を用意していたという自分の考えに誤りがある可能性に気づかず，実施前における看護師への"確認不足"が回避できなかったことが，今回のアクシデントの発生に影響したと想定されます.

　以上を踏まえて考えますと，学生が，患者さんに病室で洗髪を実施する場合，発生する可能性のあるリスクを予測することで，事前に，患者さんの状況を鑑みた適切な介助を検討し，洗髪の実施前後に適切な確認をすることが重要だと考えられます.

　自分が実施したことが，患者さんにとって適切であるか否か，実施前に準備状況について看護師から指導を受けるなど，学生のあなたには，"確認不足"を回避するために，さまざまな工夫が求められています.

トレーニングのまとめ

　このトレーニングでは，"確認不足"によるインシデント・アクシデントの発生を防止することや，"確認不足"が発生しても患者さんへの影響を最小にするためにはどのようにしたらよいかということを，具体的事例を用いて，さまざまな問いかけを行って展開しました.

+ + +

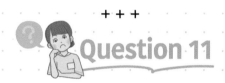

　インシデント・アクシデントの発生要因に焦点を当てた，このトレーニングを体験して，得られた気づきや，気づいた結果を活用してみましょう．今後，どのような実習を展開・継続するのか，個人として，あるいはグループとして取り組みたいことについて，考えをまとめて用紙に記載してください（●制限時間10分間）.

　Question11では，回答例は記載しません．学生のあなたが個人として，あるいはグループとして，気づいた結果に関する自由な記載を期待します.

トレーニングを終えて

"確認不足"に焦点を当てた，このトレーニングを体験して，どのような気づきが得られたでしょうか．人には それぞれ個性があります．たとえば，「慎重で，何度も確認を繰り返す」という傾向の人もいれば，「自分に自信 があって，確認の必要性をあまり感じない」という傾向の人もいると思います．この場合，必ずしも，「慎重な人 は"確認不足"によるインシデント・アクシデントを起こさない」，「自分に自信がある人が"確認不足"によるイン シデント・アクシデントを起こす」という単純な話ではありません．

回答例でも説明したとおり，あなたがこのような状況に遭遇したときに，リスクの発生の可能性へと考えを 巡らせる視点が重要なのです．そして，「自分の考えに誤りがある可能性に気づき，実施前に，自分が準備した ことが適切か否か，看護師に確認する」，「看護師への確認不足を回避するために，実施前に，学生と看護師で， 準備状況の確認をすることをルール化する」などの対策を実践できるか，ということを考えてみてください． "自分なら"具体的にどのような行動をするのかを想定しておくことが大切です．

このような，リスクの発生を未然防止する対策の実施によって，インシデント・アクシデントの発生の防止が 期待できます．これらの発生を未然防止するために，あなたには"具体的な行動"が求められている点に気づけた のであれば，このトレーニングは終了です．

さらなるトレーニングを実施する場合

今回は，「学生が，患者さんに病室で洗髪を実施する」という状況での6つのプロセスにおいて，Step 3で 「洗髪車の準備」というプロセスを選択し，トレーニングを展開してきました（図1-9）．ここで別のプロセスを 選択して，同様のトレーニングを実施してもよいでしょう．反復学習で，学びを深めることも期待できます．

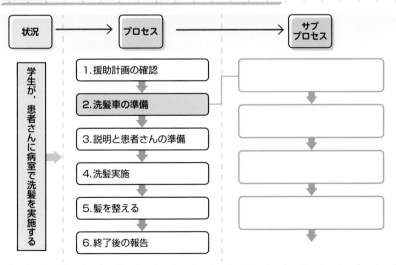

図1-9 焦点を当てたプロセスのサブプロセスを考える

指導者・教員へのメッセージ

　学生には, 実習する際, リスクの発生の可能性を予測してもらい, 自ら「確認する」という意思決定をしたうえで, 主体的な行動を望むことになります. しかし, これは"確認力"という, ひとつのスキルであり, 身につけるためには, ①確認しやすい環境を整える, ②"確認力"育成トレーニングの実施, ③確認を実施した後に, ともにチェックするかかわり, などの総合的な背景が重要です. ぜひ, 学生の"確認力"を育むこれらの取り組みを期待します.

Training **2**

環境整備の不備

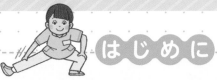

はじめに

　実習では，患者さんの療養している環境の整備はとても重要なことです．環境整備の適切な実施は，患者さんへの安全な看護の提供につながるため，実習でも繰り返し指導されることになります．しかし，現状では，患者さん周囲の"環境整備の不備"にかかわるインシデント・アクシデントが発生しています．

　このトレーニングでは，「なぜ"環境整備の不備"によるインシデント・アクシデントの発生が防止できないのか？」を，具体的な事例を通して，学生のあなたに考えてもらいます．その考える過程で，自分が陥りやすい傾向に気づくことや，インシデント・アクシデントの発生を未然防止する対策を理解することがねらいです．

　このトレーニングでの体験によって，「リスクの発生は，（発生する前に）未然防止することが可能である」ということに気づいてください．あなたは実習中，"環境整備の不備"のためにヒヤリとした，ハッとしたことはありませんか？

あなたの現状をセルフチェック！

トレーニング開始前に，セルフチェックをしましょう．このトレーニングでは，

・なぜ"環境整備の不備"によるインシデント・アクシデントの発生が防止できないのか，具体的に考える

・自分が陥りやすい傾向を知るために，具体的事例を活用して，発生する可能性のある"リスクを予測"し，その予測したリスクの発生を未然防止する対策を考える

という体験をします．

　まず初めに，トレーニングを開始する前に，「"環境整備の不備"セルフチェックリスト（図2-1）」を活用して，現在のあなたの状況を評価（セルフチェック）してください．あなたは，いくつチェックがつくでしょうか（●制限時間2分間）．

図2-1 "環境整備の不備"セルフチェックリスト

☐	なぜ，適切な環境整備を実施することが期待されているか理解している
☐	環境整備の不備によって，どのようなリスクが発生するのか予測している
☐	リスクを考慮して，どのような環境を整備・確認すべきか知っている
☐	環境整備を実施しても，発生する可能性のあるリスクを回避できない場合に，どのような対応をするか知っている

check

結果の活用方法

　チェックが終了したら，「"環境整備の不備"に関するトレーニング前のあなたの現状評価」として，この記録を保存してください．チェックが「1つもつかない」「全部についた」など，いろいろあるかと思いますが，ここで評価する点はチェックの数ではありません．「"環境整備の不備"に関するあなたの現状」を自覚してもらうことが目的なのです．では，チェック終了後，Step 1からトレーニングを開始しましょう．

"環境整備の不備"にかかわる事例の場面を イメージする

Step1では，日本医療機能評価機構のホームページ上にある，医療事故情報収集等事業の「事例検索」にて検索された事例の中から，"環境整備の不備"にかかわる事例（以下，本事例）を紹介します．

本事例を読んで，実習の具体的な場面を，頭の中にイメージとして思い浮かべてみましょう（●制限時間3分間）．

事例の経過①

● 看護学生が実習で，意識障害で入院中の患者さん（70歳代，女性）のシャワー浴介助を実施することになった．

● 付き添いは看護学生1人であった（教員はほかの看護学生の指導中で，一時的にその場を離れていた）．

● 脱衣所のバスマットは，タオル素材で滑り止めがついていなかった．

（日本医療機能評価機構 医療事故情報収集等事業 事例検索より抽出，一部改変）

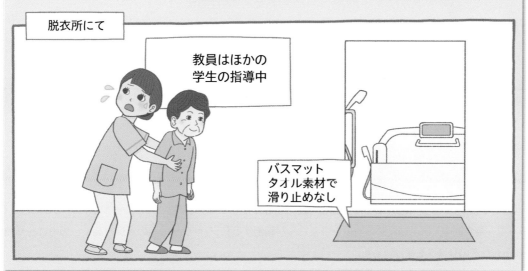

リスクの発生の可能性を予測する

本事例は,「学生が,意識障害のある患者さんのシャワー浴介助を実施する」という状況です.
Step 2 からStep 5 までの間に,11のQuestion(問いかけ)がありますので,回答を考えてください.回答は,「回答シート」の対応するところに記載してください.

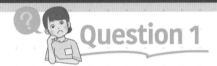

Question 1

「学生が,意識障害のある患者さんのシャワー浴介助を実施する」という状況において,どのような場面で,どのようなリスクの発生の可能性があるでしょうか? 発生する可能性のあるリスクを予測して,あなたの頭の中に浮かんだリスクを1つ以上挙げて,枠の中に記載してください(**図2-2**)(●制限時間5分間).

図2-2 発生する可能性のあるリスクを予測する

> 学生が,意識障害のある患者さんのシャワー浴介助を実施する

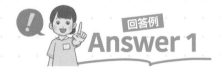

Answer 1

回答例

回答例では,「シャワー浴介助中に,患者さんの容態が悪化する」「患者さんがシャワー浴介助を拒否する」「シャワー浴介助中,および介助の前後で患者さんが転倒する」「シャワーの湯の温度が高く,患者さんが熱傷を負う」などのリスクを挙げました.

リスクは書けましたか? では,予測したリスクの発生を未然防止するためには,どのような行動が求められるでしょうか.次のStepからは,実習のプロセスを"見える化"し,複数のプロセスの中で焦点を当てるところを決めて,リスクの発生を未然防止する対策を,順を追って考えます.

STEP 3 プロセスを"見える化"し，リスクアセスメントを実施する

　Step 3 では，最初に実習のプロセスの"見える化"を実施し，その後，プロセスの 1 つに焦点を当てて，リスクアセスメントを実施します．

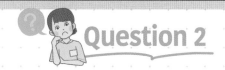

　Step 2 で挙げた「学生が，意識障害のある患者さんのシャワー浴介助を実施する」という状況において，学生と患者さんは，具体的にどのような行為を実施するのかを考えてください．状況をより細分化して，ひとつひとつの行為を"見える化"しましょう．具体的なプロセスを，**図2-3**の左から順番に，枠の中に記載してください．なお，枠は 6 つありますが，7 つ以上ある場合には，枠を追加して記載してください（●制限時間5分間）．

図2-3 プロセスを具体的に考える

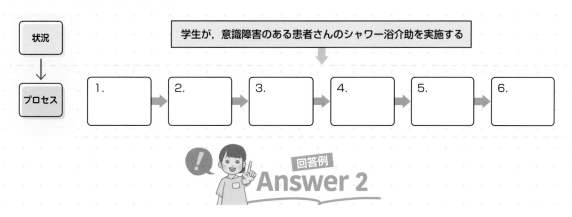

　回答例では，学生が，意識障害のある患者さんのシャワー浴介助を実施し，介助終了後に着衣介助を実施するというプロセスをイメージしています．行動する順番に，左から「指示の確認」「患者さん，浴室の準備」「移動・脱衣介助実施」「シャワー浴介助実施」「移動・着衣介助実施」「終了後の報告」というプロセスを挙げ，"見える化"しました．

回答例 プロセスを"見える化"する

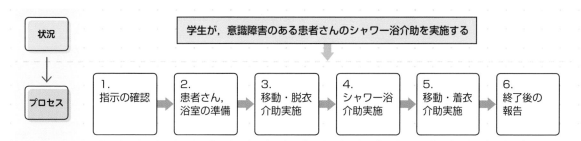

Question 3

次に，この"見える化"した複数のプロセスの中で，どれか1つのプロセスを選択し，焦点を当ててください．選択の基準は，「リスクが発生しやすいプロセス」，あるいは，「リスクが発生した場合，患者さんへの影響が大きいと思われるプロセス」などです（●制限時間3分間）．

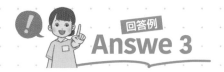

回答例では，「移動・着衣介助実施」のプロセスに焦点を当てました．

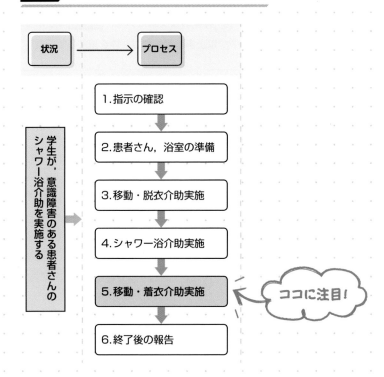

回答例 プロセスの1つを選択し，焦点を当てる

状況 → プロセス

1. 指示の確認

2. 患者さん，浴室の準備

3. 移動・脱衣介助実施

4. シャワー浴介助実施

5. 移動・着衣介助実施 ← ココに注目！

6. 終了後の報告

学生が，意識障害のある患者さんのシャワー浴介助を実施する

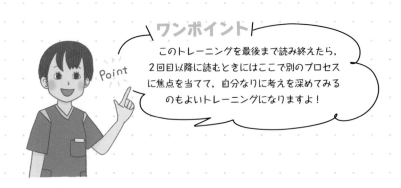

ワンポイント

このトレーニングを最後まで読み終えたら，2回目以降に読むときにはここで別のプロセスに焦点を当てて，自分なりに考えを深めてみるのもよいトレーニングになりますよ！

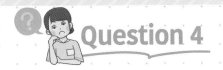

Question 4

　次に，この焦点を当てたプロセスについて，より詳しいプロセス（サブプロセス）を考えて，**図2-4**の枠の中に記載してください．なお，枠は4つありますが，5つ以上ある場合には，枠を追加して記載してください（●制限時間5分間）．

図2-4 焦点を当てたプロセスのサブプロセスを考える

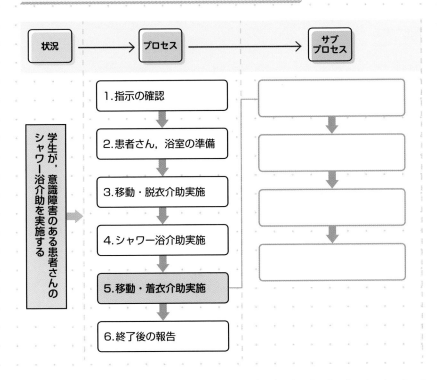

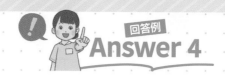

Answer 4 回答例

　回答例では，行動する順番に，上から「患者さんの状況に応じた浴室・脱衣所の環境を整備する」「指導者・教員が不在時の学生の対応を確認する」「浴室から脱衣所への移動時の注意事項を確認する」「移動・着衣中に発生する可能性のあるリスクへの対応を確認する」というサブプロセスを挙げ，"見える化"しました．「移動・着衣介助実施」というプロセスは，詳しく書き表すと，このようなサブプロセスに"分解"できるということです．さらに，サブプロセスがある場合には，このように続けて記載します．

回答例 サブプロセスを"見える化"する

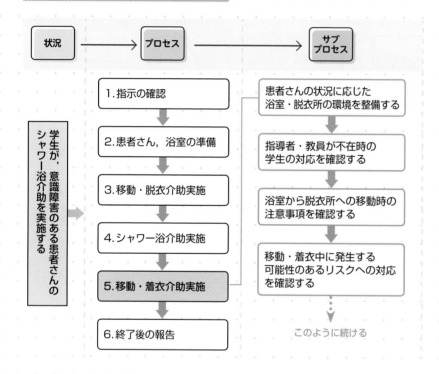

(図の内容)

状況 → プロセス → サブプロセス

状況：学生が，意識障害のある患者さんのシャワー浴介助を実施する

プロセス：
1. 指示の確認
2. 患者さん，浴室の準備
3. 移動・脱衣介助実施
4. シャワー浴介助実施
5. 移動・着衣介助実施
6. 終了後の報告

サブプロセス（5. 移動・着衣介助実施）：
- 患者さんの状況に応じた浴室・脱衣所の環境を整備する
- 指導者・教員が不在時の学生の対応を確認する
- 浴室から脱衣所への移動時の注意事項を確認する
- 移動・着衣中に発生する可能性のあるリスクへの対応を確認する

このように続ける

Question 5

さらに，これらのサブプロセスの中で，どれか１つのサブプロセスを選択し，焦点を当ててください．選択の基準は，「リスクが発生しやすいサブプロセス」，あるいは，「リスクが発生した場合，患者さんへの影響が大きいと思われるサブプロセス」などです（●制限時間３分間）.

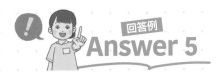

回答例 Answer 5

回答例では，「患者さんの状況に応じた浴室・脱衣所の環境を整備する」というサブプロセスに焦点を当てました.

回答例 サブプロセスの１つを選択し，焦点を当てる

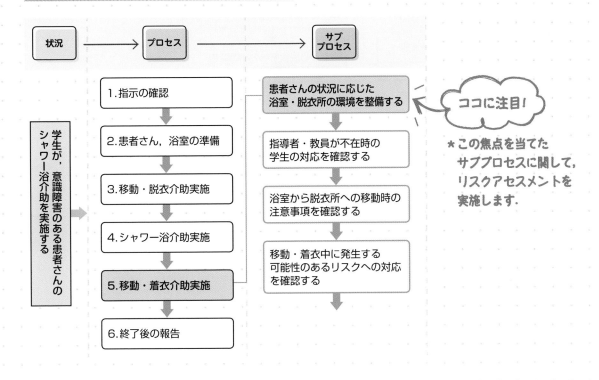

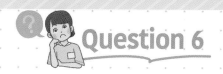

Question 6

この「患者さんの状況に応じた浴室・脱衣所の環境を整備する」というサブプロセスで，発生する可能性のあるエラー（失敗）を1つ以上考えて，それらを図2-5にあるサブプロセスの右側の枠内に記載してください（●制限時間5分間）．

図2-5 発生する可能性のあるエラー（失敗）を考える

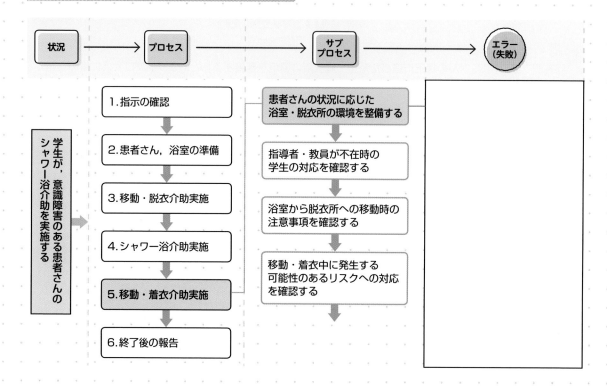

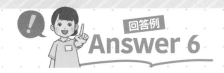

回答例では，「患者さんの状況に応じたリスクの予測が不十分」「シャワー浴後の疲労の影響を考慮した環境整備ができていない」「バスマットの滑り止めの有無を確認しない」「バスマットの数センチの高さがつまずく原因になるリスクに気づかない」などを挙げました.

回答例 ▶ **発生する可能性のあるエラー（失敗）を挙げる**

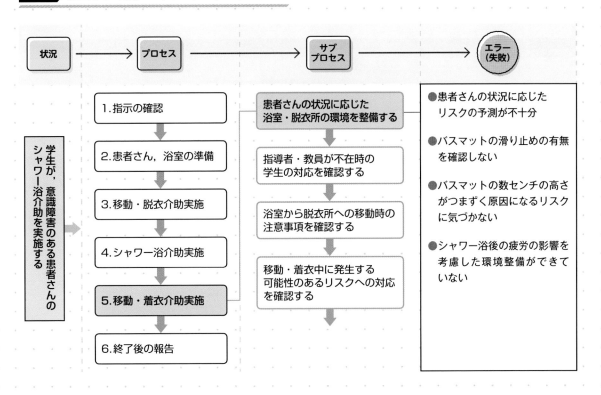

STEP 4 リスクの発生を未然防止するための対策を考える

Step 4 では，Step 3 で挙げたサブプロセスで発生する可能性のあるエラー（失敗）に対して，「そのエラー（失敗）が発生した結果，患者さんにどのような影響を及ぼすか（どのようなリスクの発生の可能性があるか）」を予測し，それらのリスクの発生を未然防止するための対策を考えます．

初めに，「そのエラー（失敗）が発生した結果，患者さんにどのような影響を及ぼすか（どのようなリスクの発生の可能性があるのか）」を予測します．Step 3 の Answer6 のエラー（失敗）の中で，1つを選択し，焦点を当ててください．選択の基準は，「リスクが発生しやすいエラー（失敗）」，あるいは，「リスクが発生した場合，患者さんへの影響が大きいと思われるエラー（失敗）」などです（●制限時間3分間）．

回答例では，「シャワー浴後の疲労の影響を考慮した環境整備ができていない」というエラー（失敗）に焦点を当てました．

回答例 ▶ エラー（失敗）の1つを選択し，焦点を当てる

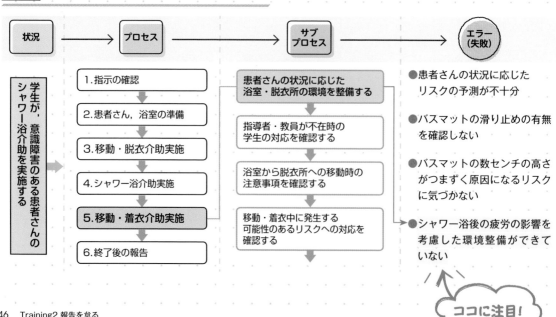

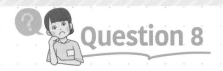

Question 8

次に，そのエラー（失敗）が発生した場合に予測される「患者さんに及ぼす影響」，あるいは「患者さんに発生する可能性のあるリスク」を考えてください．考えた内容を1つ以上，**図2-6**の「吹き出し」の中に記載してください（●制限時間5分間）．

図2-6 予測される「患者さんに及ぼす影響」を考える

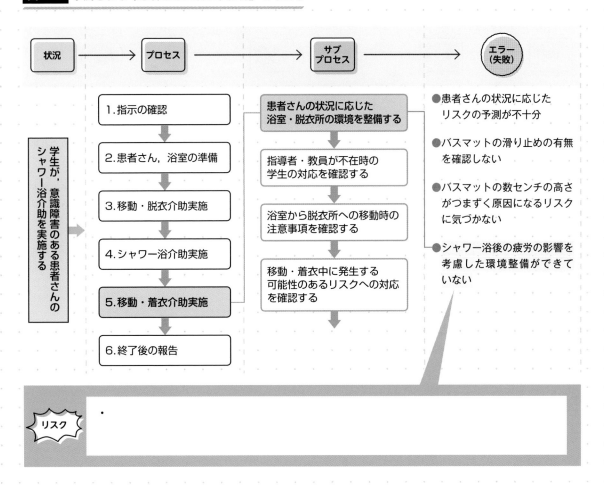

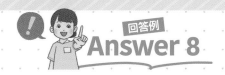

回答例では，「学生が，患者さんのシャワー浴後の疲労増強を考慮した対応を実施しないこと，および滑り止めのついていないバスマットの使用が回避できないことで，移動中にバスマットで滑り，転倒して，結果として患者さんが表皮剝離・打撲・骨折などの外傷を負う」を挙げました．

回答例 ▶ 予測される「患者さんに及ぼす影響」を挙げる

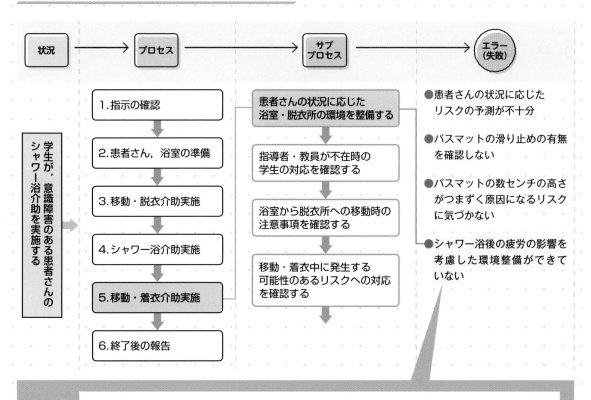

状況	プロセス	サブプロセス	エラー（失敗）

学生が，意識障害のある患者さんのシャワー浴介助を実施する

1. 指示の確認
2. 患者さん，浴室の準備
3. 移動・脱衣介助実施
4. シャワー浴介助実施
5. 移動・着衣介助実施
6. 終了後の報告

患者さんの状況に応じた浴室・脱衣所の環境を整備する
指導者・教員が不在時の学生の対応を確認する
浴室から脱衣所への移動時の注意事項を確認する
移動・着衣中に発生する可能性のあるリスクへの対応を確認する

- 患者さんの状況に応じたリスクの予測が不十分
- バスマットの滑り止めの有無を確認しない
- バスマットの数センチの高さがつまずく原因になるリスクに気づかない
- シャワー浴後の疲労の影響を考慮した環境整備ができていない

・「学生が，患者さんのシャワー浴後の疲労増強を考慮した対応を実施しないこと，および滑り止めのついていないバスマットの使用が回避できないことで，移動中にバスマットで滑り，転倒して，結果として患者さんが表皮剝離・打撲・骨折などの外傷を負う」という**リスクの発生の可能性**が予測される

Question 9

ここでは，なぜ，患者さんにAnswer8のようなリスク発生の可能性が予測されるのか，という根拠を1つ以上考えて，図2-7の「吹き出し」の中に記載してください（●制限時間5分間）．

図2-7　リスクの発生の可能性が予測される根拠を考える

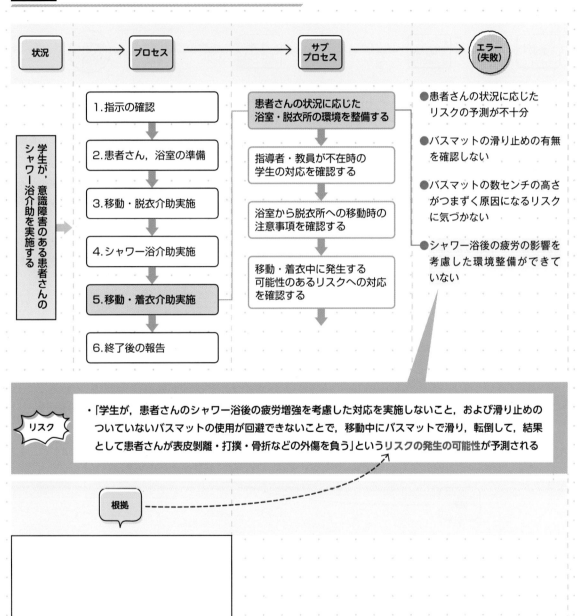

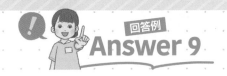

回答例では，「脱衣所のバスマットは，タオル素材で滑り止めがついていなかった」という情報があることを挙げました．

回答例 ▶ リスクの発生の可能性が予測される根拠を挙げる

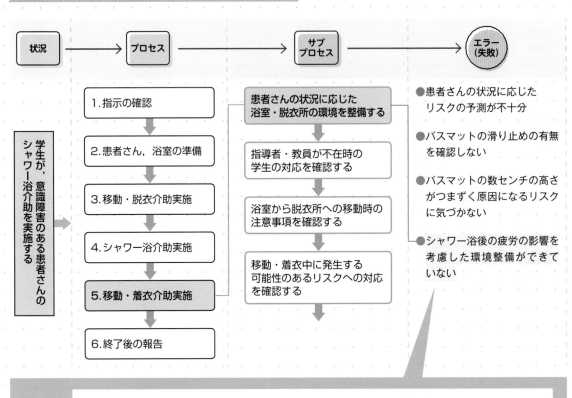

| 状況 | → | プロセス | → | サブプロセス | → | エラー（失敗） |

学生が，意識障害のある患者さんのシャワー浴介助を実施する

1. 指示の確認
2. 患者さん，浴室の準備
3. 移動・脱衣介助実施
4. シャワー浴介助実施
5. 移動・着衣介助実施
6. 終了後の報告

患者さんの状況に応じた浴室・脱衣所の環境を整備する

指導者・教員が不在時の学生の対応を確認する

浴室から脱衣所への移動時の注意事項を確認する

移動・着衣中に発生する可能性のあるリスクへの対応を確認する

- 患者さんの状況に応じたリスクの予測が不十分
- バスマットの滑り止めの有無を確認しない
- バスマットの数センチの高さがつまずく原因になるリスクに気づかない
- シャワー浴後の疲労の影響を考慮した環境整備ができていない

リスク

・「学生が，患者さんのシャワー浴後の疲労増強を考慮した対応を実施しないこと，および滑り止めのついていないバスマットの使用が回避できないことで，移動中にバスマットで滑り，転倒して，結果として患者さんが表皮剥離・打撲・骨折などの外傷を負う」という**リスクの発生の可能性**が予測される

根拠

「脱衣所のバスマットは，タオル素材で滑り止めがついていなかった」という情報

次に，予測したリスクの発生を未然防止するための対策を考えます．

Question 10

防止対策を考える際，とくに，「学生が，患者さんのシャワー浴後の疲労増強を考慮した対応を実施しないこと，および滑り止めのついていないバスマットの使用が回避できない」という状況に着目します．「移動中にバスマットで滑り，転倒して，結果として患者さんが表皮剝離・打撲・骨折などの外傷を負う」というリスクの発生の可能性が予測された場合に，これを未然防止する対策を1つ以上考えて，図2-8の「防止対策」の枠の中に記載してください（●制限時間5分間）．

図2-8 リスクの発生を未然防止する対策を考える

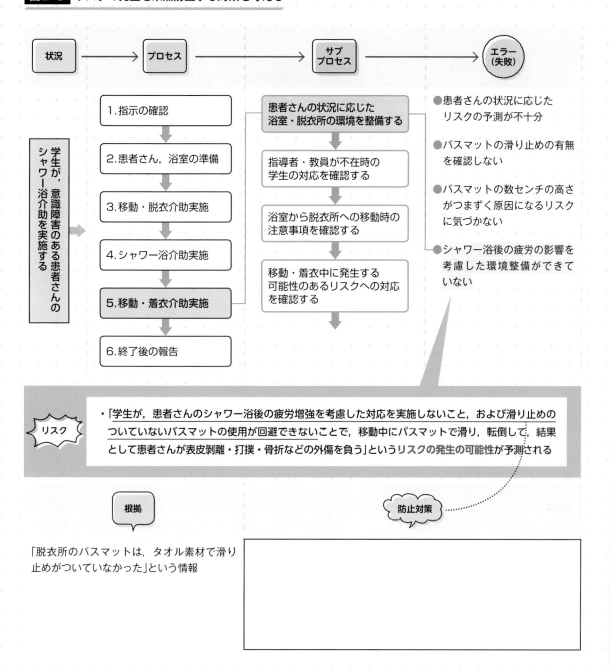

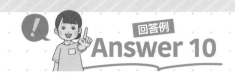

Answer 10
回答例

　回答例では，「学生が，患者さんのシャワー浴後の疲労増強によるリスクの発生の可能性を予測し，指導者・教員に適切な対応についての指導を受ける」「学生が，滑り止めのついていないバスマット（環境整備の不備）にかかわるリスクの発生の可能性を予測し，指導者・教員に伝えて対応を依頼する」などを挙げました．

回答例　リスクの発生を未然防止する対策を挙げる

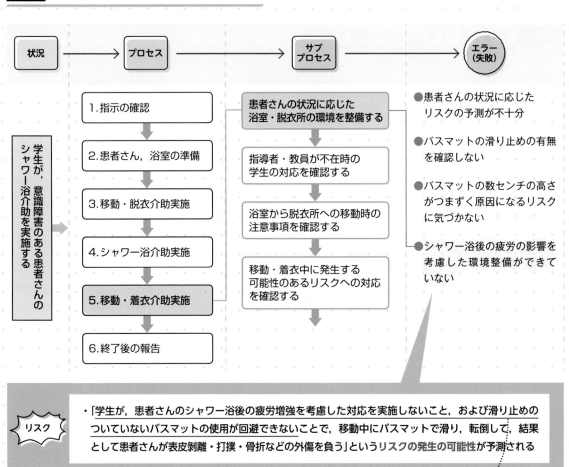

状況	プロセス	サブプロセス	エラー（失敗）
学生が，意識障害のある患者さんのシャワー浴介助を実施する	1. 指示の確認 2. 患者さん，浴室の準備 3. 移動・脱衣介助実施 4. シャワー浴介助実施 5. 移動・着衣介助実施 6. 終了後の報告	患者さんの状況に応じた浴室・脱衣所の環境を整備する 指導者・教員が不在時の学生の対応を確認する 浴室から脱衣所への移動時の注意事項を確認する 移動・着衣中に発生する可能性のあるリスクへの対応を確認する	●患者さんの状況に応じたリスクの予測が不十分 ●バスマットの滑り止めの有無を確認しない ●バスマットの数センチの高さがつまずく原因になるリスクに気づかない ●シャワー浴後の疲労の影響を考慮した環境整備ができていない

リスク
・「学生が，患者さんのシャワー浴後の疲労増強を考慮した対応を実施しないこと，および滑り止めのついていないバスマットの使用が回避できないことで，移動中にバスマットで滑り，転倒して，結果として患者さんが表皮剥離・打撲・骨折などの外傷を負う」という**リスクの発生の可能性**が予測される

根拠

「脱衣所のバスマットは，タオル素材で滑り止めがついていなかった」という情報

防止対策

●学生が，患者さんのシャワー浴後の疲労増強によるリスクの発生の可能性を予測し，指導者・教員に適切な対応についての指導を受ける

●学生が，滑り止めのついていないバスマット（環境整備の不備）にかかわるリスクの発生の可能性を予測し，指導者・教員に伝えて対応を依頼する

STEP 5 今後，期待する取り組み，得られた気づきをまとめる

　さて，ここまでで，学生のあなたなりの，リスクの発生の可能性の予測と防止対策を考えたところで，本事例のその後の経過をみてみましょう．

事例の経過②

- シャワー浴後，患者さんが脱衣所に戻る際に，バスマットで滑り，転倒した．

- MRI検査の結果，第4腰椎圧迫骨折が判明し，コルセットを装着した．

- 患者さんは，約1か月後に歩行可能となった．

（日本医療機能評価機構 医療事故情報収集等事業 事例検索より抽出，一部改変）

　本事例では，実際には，看護学生が意識障害のある患者さんのシャワー浴介助の実施後，脱衣所に戻る際に，患者さんがバスマットで滑って転倒し，第4腰椎を圧迫骨折するというアクシデントが発生しました．

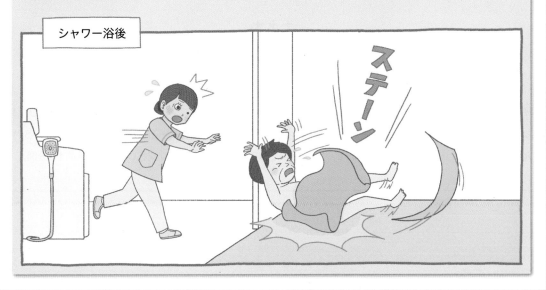

シャワー浴後

アクシデントの発生に影響したことを想定する

　患者さんのシャワー浴後の疲労増強を考慮した対応が実施されなかったことや，タオル素材で滑り止めのついていないバスマットが脱衣所にあるという，"環境整備の不備"を回避できなかったことが，今回のアクシデントの発生に影響したと想定されます．

　以上を踏まえて考えますと，学生が，意識障害のある患者さんのシャワー浴介助を実施する場合，発生する可能性のあるリスクを予測することで，事前に，患者さんの状況（意識障害など）を鑑みた適切な介助を検討し，脱衣所・浴室などの環境にも配慮した介助を実施することが重要だと考えられます．

　患者さんのシャワー浴介助を実施する際に，患者さんのシャワー浴後の疲労増強を考慮した対応に加えて，バスマットを含めた脱衣所・浴室の環境に関して，学生のあなたには，"環境整備の不備"を回避するために，さまざまな工夫が求められています．

トレーニングのまとめ

　このトレーニングでは，"環境整備の不備"によるインシデント・アクシデントの発生を防止することや，"環境整備の不備"が発生しても患者さんへの影響を最小にするためにはどのようにしたらよいかということを，具体的事例を用いて，さまざまな問いかけを行って展開しました．

＋　＋　＋

　インシデント・アクシデントの発生要因に焦点を当てた，このトレーニングを体験して，得られた気づきや，気づいた結果を活用してみましょう．今後，どのような実習を展開・継続するのか，個人として，あるいはグループとして取り組みたいことについて，考えをまとめて用紙に記載してください（●制限時間10分間）．

　Question11では，回答例は記載しません．学生のあなたが個人として，あるいはグループとして，気づいた結果に関する自由な記載を期待します．

トレーニングを終えて

　"環境整備の不備"に焦点を当てた，このトレーニングを体験して，どのような気づきが得られたでしょうか．人にはそれぞれ個性があります．たとえば，「慎重で，常に環境整備の不備がないように気を配る」という傾向の人もいれば，「自分に自信があって，多少の環境整備の不備があっても，整備する必要性をあまり感じない」という傾向の人もいると思います．この場合，必ずしも，「慎重な人は"環境整備の不備"によるインシデント・アクシデントを起こさない」，「自分に自信がある人が"環境整備の不備"によるインシデント・アクシデントを起こす」という単純な話ではありません．

　回答例でも説明したとおり，あなたがこのような状況に遭遇したときに，"環境整備の不備"にならないように，リスクの発生の可能性へと考えを巡らせる視点が重要なのです．そして，「患者さんのシャワー浴後の疲労増強によるリスクの発生の可能性を予測し，指導者・教員に適切な対応についての指導を受ける」，「滑り止めのついていないバスマット（環境整備の不備）にかかわるリスクの発生の可能性を予測し，指導者・教員に伝えて対応を依頼する」などの対策を実践できるか，ということを考えてみてください．"自分なら"具体的にどのような行動をするのかを想定しておくことが大切です．

　このような，リスクの発生を未然防止する対策の実施によって，インシデント・アクシデントの発生の防止が期待できます．これらの発生を未然防止するために，あなたには"具体的な行動"が求められている点に気づけたのであれば，このトレーニングは終了です．

さらなるトレーニングを実施する場合

　今回は，「学生が，意識障害のある患者さんのシャワー浴介助を実施する」という状況での6つのプロセスにおいて，Step 3で「移動・着衣介助」というプロセスを選択し，トレーニングを展開してきました（図2-9）．ここで別のプロセスを選択して，同様のトレーニングを実施してもよいでしょう．反復学習で，学びを深めることも期待できます．

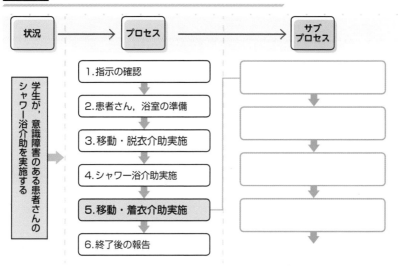

図2-9　焦点を当てたプロセスのサブプロセスを考える

指導者・教員へのメッセージ

　学生には，実習する際，リスクの発生の可能性を予測してもらい，自ら「環境整備」を実施するという意思決定をしたうえで，主体的な行動を望むことになります．しかし，これは"環境整備力"という，ひとつのスキルであり，身につけるためには，①環境整備に興味をもつ，②"環境整備力"というスキルを育成するトレーニングの実施，③環境整備を実施した後に，ともにチェックするかかわり，などの総合的な背景が重要です．ぜひ，学生の"環境整備力"を育むこれらの取り組みを期待します．

Training 3

思い込み

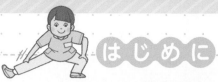

はじめに

　看護ケアを実施するにあたっては，"思い込み"で行動を起こさないように，さまざまな工夫が求められます．"思い込み"で行動を起こさないことは，患者さんへの安全な看護の提供につながるため，実習でも繰り返し指導されることになります．しかし，現状では"思い込み"にかかわるインシデント・アクシデントが発生しています．

　このトレーニングでは，「なぜ，"思い込み"によるインシデント・アクシデントの発生が防止できないのか？」を，具体的な事例を通して，学生のあなたに考えてもらいます．その考える過程で，自分が陥りやすい傾向に気づくことや，インシデント・アクシデントの発生を未然防止する対策を理解することがねらいです．

　このトレーニングでの体験によって，「リスクの発生は，（発生する前に）未然防止することが可能である」ということに気づいてください．あなたは実習中，"思い込み"のためにヒヤリとした，ハッとしたことはありませんか？

あなたの現状をセルフチェック！

　トレーニング開始前に，セルフチェックをしましょう．このトレーニングでは，
・なぜ，"思い込み"によるインシデント・アクシデントの発生が防止できないのか，具体的に考える
・自分が陥りやすい傾向を知るために，具体的事例を活用して，発生する可能性のある"リスクを予測"し，その予測したリスクの発生を未然防止する対策を考える
という体験をします．
　まず初めに，トレーニングを開始する前に，「"思い込み"セルフチェックリスト（**図3-1**）」を活用して，現在のあなたの状況を評価（セルフチェック）してください．あなたは，いくつチェックがつくでしょうか（●制限時間2分間）．

図3-1　"思い込み"セルフチェックリスト

☐	なぜ，思い込みによる確認未実施を回避をすることが期待されているか理解している
☐	思い込みによる確認未実施によって，どのようなリスクが発生するのか予測している
☐	思い込みを回避するために，どのような状況で，いつ（どのタイミングで），誰に，何を，どのように確認すべきか知っている
☐	思い込みを回避するために，確認を実施しても，適切な結果が得られない場合に，どのような対応をするか知っている

結果の活用方法

　チェックが終了したら，「"思い込み"に関するトレーニング前のあなたの現状評価」として，この記録を保存してください．チェックが「1つもつかない」「全部についた」など，いろいろあるかと思いますが，ここで評価する点はチェックの数ではありません．「"思い込み"に関するあなたの現状」を自覚してもらうことが目的なのです．では，チェック終了後，Step 1からトレーニングを開始しましょう．

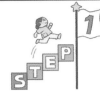

STEP 1 "思い込み"にかかわる事例の場面をイメージする

　Step1では，日本医療機能評価機構のホームページ上にある，医療事故情報収集等事業の「事例検索」にて検索された事例の中から，"思い込み"にかかわる事例（以下，本事例）を紹介します．

　本事例を読んで，実習の具体的な場面を，頭の中にイメージとして思い浮かべてみましょう（●制限時間3分間）．

🎞 事例の経過①

- ●看護学生と教員で，3人の患児の沐浴実習を実施することになった．

- ●2人目の患児の沐浴が終了し，看護学生が3人目の患児（0歳代，男性）を預かり，沐浴室に連れてきた．

- ●患児の体重測定を行おうとしたとき，教員がほかの対応でよばれ，沐浴室を一旦離れた．

- ●看護学生は，体重測定を中断し，そのほかの準備を整えようと思い，沐浴槽をみると，お湯（40℃）がたまっていた．

- ●看護学生は，教員が準備したものだと思い，沐浴槽に浸っていた温度計とコップを取り除いた．

（日本医療機能評価機構 医療事故情報収集等事業 事例検索より抽出，一部改変）

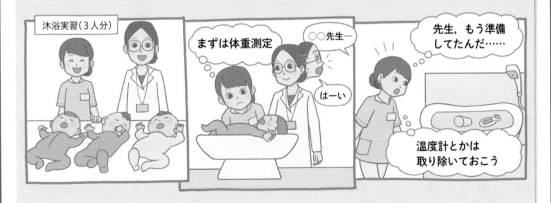

STEP 2 リスクの発生の可能性を予測する

　本事例は，「学生が教員と，患児に沐浴を実施する」という状況です．Step 2からStep 5までの間に，11のQuestion（問いかけ）がありますので，回答を考えてください．回答は，「回答シート」の対応するところに記載してください．

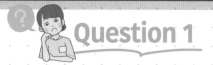

Question 1

　「学生が教員と，患児に沐浴を実施する」という状況において，どのような場面で，どのようなリスクの発生の可能性があるでしょうか？　発生する可能性のあるリスクを予測して，あなたの頭の中に浮かんだリスクを1つ以上挙げて，枠の中に記載してください（図3-2）（●制限時間5分間）．

図3-2 発生する可能性のあるリスクを予測する

```
学生が教員と，患児に沐浴を実施する
```

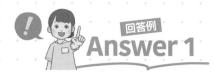

Answer 1 回答例

　回答例では，「沐浴槽の湯の温度が高く，事前に温度を確認せず，患児が熱傷を負う」「沐浴中に，学生の手から患児が離れて，患児が浴槽の中に落ちる」「学生の実施する沐浴前の準備が不十分で，適切な沐浴が実施できない」などのリスクを挙げました．

　リスクは書けましたか？　では，予測したリスクの発生を未然防止するためには，どのような行動が求められるでしょうか．次のStepからは，実習のプロセスを"見える化"し，複数のプロセスの中で焦点を当てるところを決めて，リスクの発生を未然防止する対策を，順を追って考えます．

STEP 3 プロセスを"見える化"し，リスクアセスメントを実施する

Step 3 では，最初に実習のプロセスの"見える化"を実施し，その後，プロセスの1つに焦点を当てて，リスクアセスメントを実施します．

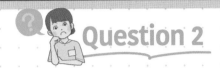

Step 2 で挙げた「学生が教員と，患児に沐浴を実施する」という状況において，学生と教員は，具体的にどのような行為を実施するのかを考えてください．状況をより細分化して，ひとつひとつの行為を"見える化"しましょう．具体的なプロセスを，図3-3 の左から順番に，枠の中に記載してください．なお，枠は5つありますが，6つ以上ある場合には，枠を追加して記載してください（●制限時間5分間）．

図3-3 プロセスを具体的に考える

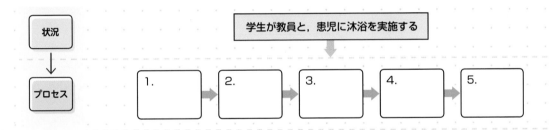

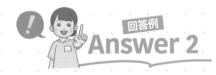

回答例では，学生が教員と，患児に沐浴を実施するというプロセスをイメージしています．行動する順番に，左から「援助計画の確認」「患児の準備」「沐浴槽の準備（消毒・温度）」「沐浴実施」「終了後の報告」というプロセスを挙げ，"見える化"しました．

回答例 プロセスを"見える化"する

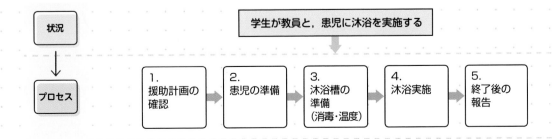

Question 3

次に，この"見える化"した複数のプロセスの中で，どれか１つのプロセスを選択し，焦点を当ててください．選択の基準は，「リスクが発生しやすいプロセス」，あるいは，「リスクが発生した場合，患児への影響が大きいと思われるプロセス」などです（●制限時間３分間）．

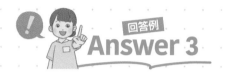

回答例では，「沐浴槽の準備（消毒・温度）」のプロセスに焦点を当てました．

回答例 ▶ プロセスの１つを選択し，焦点を当てる

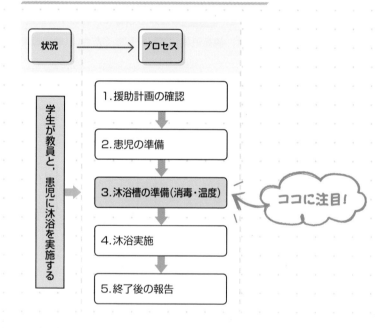

状況 ⟶ プロセス

学生が教員と，患児に沐浴を実施する

1. 援助計画の確認

2. 患児の準備

3. 沐浴槽の準備（消毒・温度） ← ココに注目！

4. 沐浴実施

5. 終了後の報告

ワンポイント

Point

このトレーニングを最後まで読み終えたら，２回目以降に読むときにはここで別のプロセスに焦点を当てて，自分なりに考えを深めてみるのもよいトレーニングになりますよ！

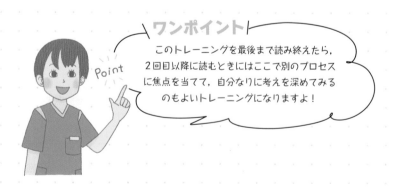

# Question 4

　次に，この焦点を当てたプロセスについて，より詳しいプロセス（サブプロセス）を考えて，図3-4の枠の中に記載してください．なお，枠は4つありますが，5つ以上ある場合には，枠を追加して記載してください（●制限時間5分間）．

図3-4　焦点を当てたプロセスのサブプロセスを考える

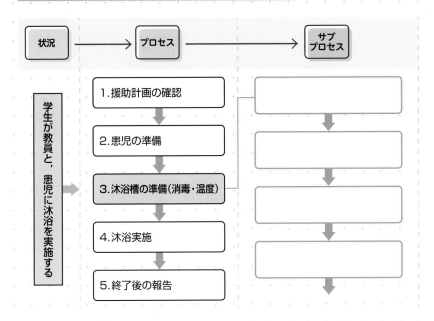

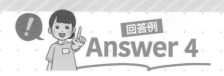

　回答例では，行動する順番に，上から「学生・教員間で情報を共有する」「消毒実施と湯の温度が適温かを確認する」「発生する可能性のあるリスクに応じた注意点を確認する」「沐浴時に発生する可能性のあるリスクへの対応を確認する」というサブプロセスを挙げ，"見える化"しました．「沐浴槽の準備（消毒・温度）」というプロセスは，詳しく書き表すと，このようなサブプロセスに"分解"できるということです．さらに，サブプロセスがある場合には，このように続けて記載します．

回答例 ▶ サブプロセスを"見える化"する

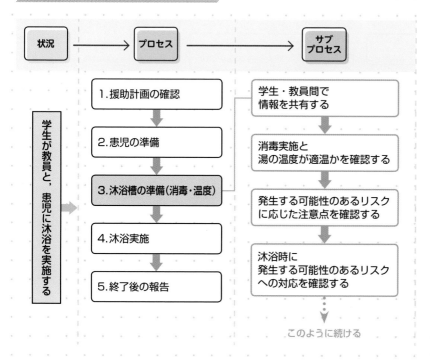

Question 5

さらに，これらのサブプロセスの中で，どれか1つのサブプロセスを選択し，焦点を当ててください．選択の基準は，「リスクが発生しやすいサブプロセス」，あるいは，「リスクが発生した場合，患児への影響が大きいと思われるサブプロセス」などです（●制限時間3分間）．

回答例では，「学生・教員間で情報を共有する」というサブプロセスに焦点を当てました．

回答例 ▶ サブプロセスの1つを選択し，焦点を当てる

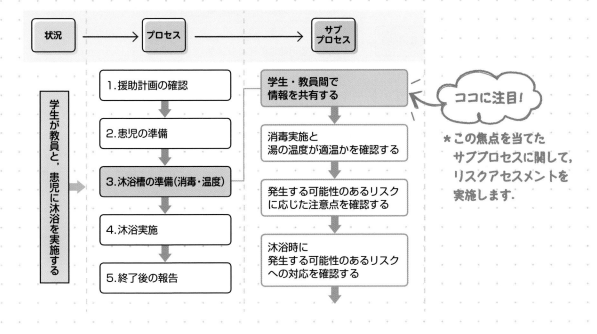

Question 6

この「学生・教員間で情報を共有する」というサブプロセスで，発生する可能性のあるエラー（失敗）を1つ以上考えて，それらを図3-5にあるサブプロセスの右側の枠内に記載してください（●制限時間5分間）.

図3-5 発生する可能性のあるエラー（失敗）を考える

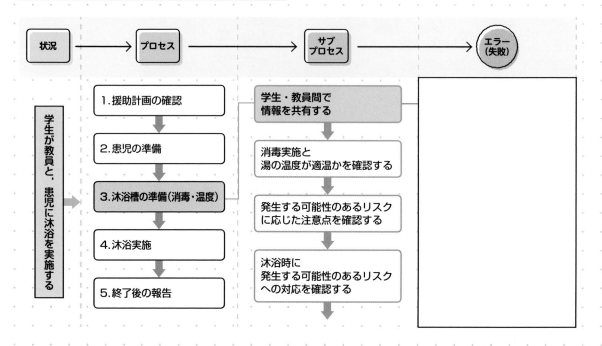

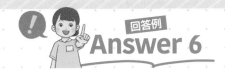

Answer 6 回答例

　回答例では，「実施中に教員が不在になる時間がある」「思い込みで，準備の有無を相手に確認しない」「その場を離れる際に，どこまで準備したかを確認・伝達し忘れる」「湯の温度以外の確認事項を理解していない」などを挙げました．

回答例 発生する可能性のあるエラー（失敗）を挙げる

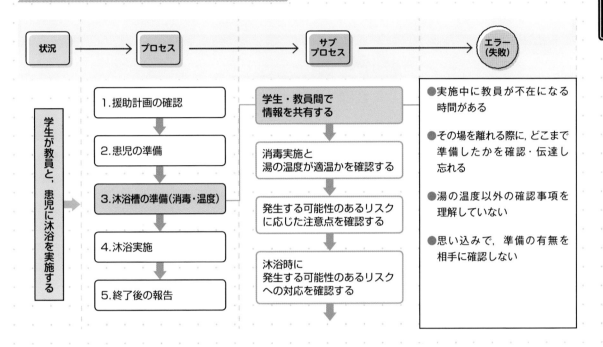

STEP 4 リスクの発生を未然防止するための対策を考える

　Step 4 では，Step 3 で挙げたサブプロセスで発生する可能性のあるエラー（失敗）に対して，「そのエラー（失敗）が発生した結果，患者さんにどのような影響を及ぼすか（どのようなリスクの発生の可能性があるか）」を予測し，それらのリスクの発生を未然防止するための対策を考えます．

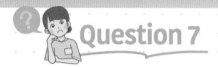

Question 7

　初めに，「そのエラー（失敗）が発生した結果，患児にどのような影響を及ぼすか（どのようなリスクの発生の可能性があるのか）」を予測します．Step 3 の Answer 6 のエラー（失敗）の中で，1 つを選択し，焦点を当ててください．選択の基準は，「リスクが発生しやすいエラー（失敗）」，あるいは，「リスクが発生した場合，患児への影響が大きいと思われるエラー（失敗）」などです（●制限時間 3 分間）．

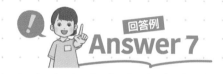

Answer 7 回答例

　回答例では，「思い込みで，準備の有無を相手に確認しない」というエラー（失敗）に焦点を当てました．

回答例 ▶ エラー（失敗）の 1 つを選択し，焦点を当てる

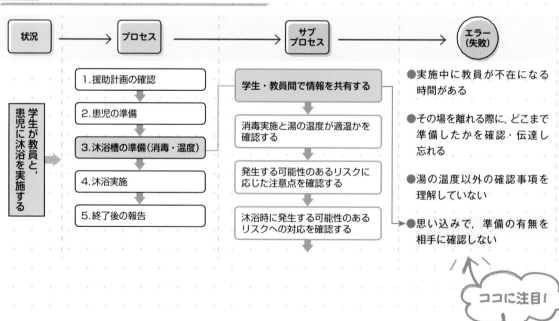

次に，そのエラー（失敗）が発生した場合に予測される「患児に及ぼす影響」，あるいは「患児に発生する可能性のあるリスク」を考えてください．考えた内容を１つ以上，図3-6の「吹き出し」の中に記載してください（●制限時間5分間）．

図3-6 予測される「患児に及ぼす影響」を考える

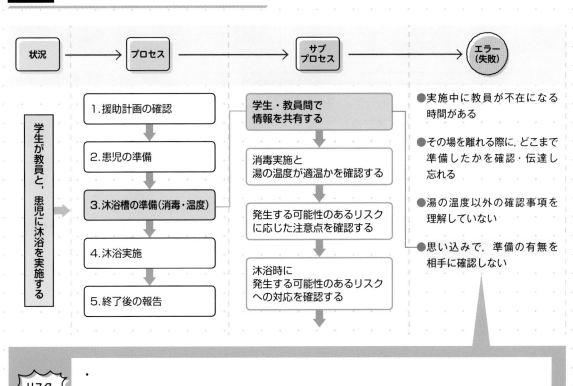

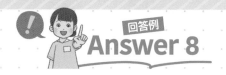

Answer 8 回答例

回答例では,「学生と教員間での情報共有ができず,思い込みによる確認未実施が回避できないことで,結果として患児に不適切な沐浴を実施する」を挙げました.

回答例 予測される「患児に及ぼす影響」を挙げる

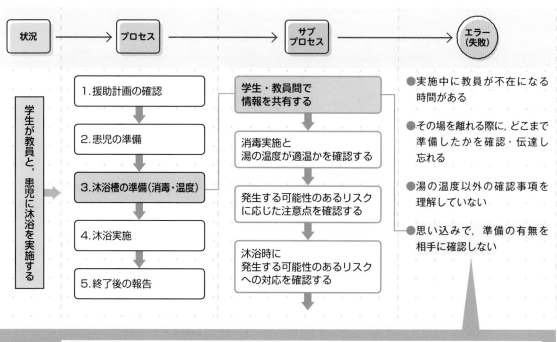

リスク

・「学生と教員での情報共有ができず,思い込みによる確認未実施が回避できないことで,
　結果として患児に不適切な沐浴を実施する」という**リスクの発生の可能性が予測される**

Question 9

ここでは，なぜ，患児にAnswer 8のようなリスク発生の可能性が予測されるのか，という根拠を1つ以上考えて，**図3-7**の「吹き出し」の中に記載してください（●制限時間5分間）.

図3-7 リスクの発生の可能性が予測される根拠を考える

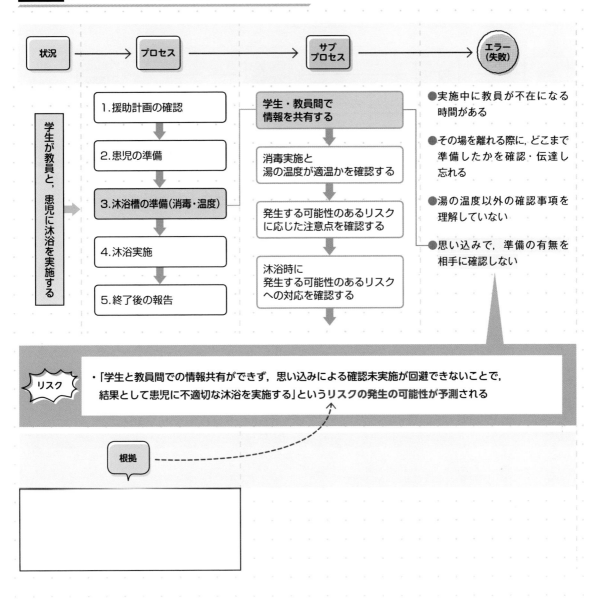

回答例では，「3人目の患児の体重測定を行おうとしたとき，教員が沐浴室を離れた」「学生は，教員が準備したものだと思い込み，沐浴槽に浸っていた温度計とコップを取り除いた」という情報があることを挙げました．

回答例 ▶ **リスクの発生の可能性が予測される根拠を挙げる**

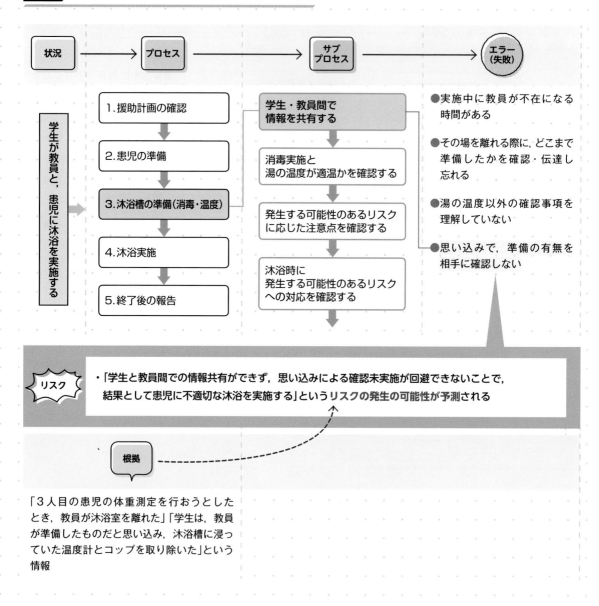

次に，予測したリスクの発生を未然防止するための対策を考えます．

Question 10

防止対策を考える際，とくに，「学生と教員間での情報共有ができない」という状況に着目します．そして，「思い込みによる確認未実施が回避できないことで，結果として患児に不適切な沐浴を実施する」というリスクの発生の可能性が予測された場合に，これを未然防止する対策を1つ以上考えて，図3-8の「防止対策」の枠の中に記載してください（●制限時間5分間）．

図3-8 リスクの発生を未然防止する対策を考える

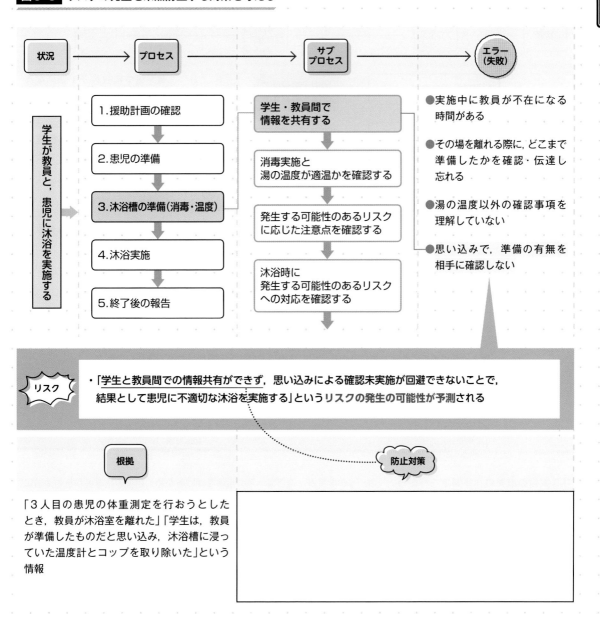

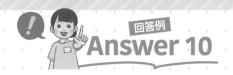

Answer 10

回答例では,「学生が,適切な沐浴の指導を受けるため,病棟の指導者からも沐浴に関する情報提供を受ける」,「学生が,沐浴前の準備(確認事項)について,教員と情報共有し,一緒に確認した後に沐浴を実施する」などを挙げました.

回答例 ▶ **リスクの発生を未然防止する対策を挙げる**

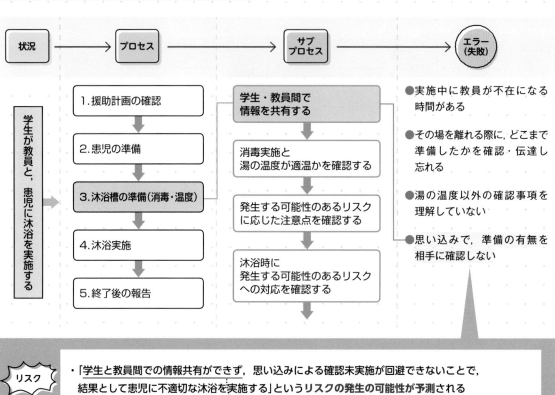

状況 →	プロセス →	サブプロセス →	エラー(失敗)

学生が教員と,患児に沐浴を実施する

1. 援助計画の確認
2. 患児の準備
3. 沐浴槽の準備(消毒・温度)
4. 沐浴実施
5. 終了後の報告

学生・教員間で情報を共有する

消毒実施と湯の温度が適温かを確認する

発生する可能性のあるリスクに応じた注意点を確認する

沐浴時に発生する可能性のあるリスクへの対応を確認する

- 実施中に教員が不在になる時間がある
- その場を離れる際に,どこまで準備したかを確認・伝達し忘れる
- 湯の温度以外の確認事項を理解していない
- 思い込みで,準備の有無を相手に確認しない

リスク

・「学生と教員間での情報共有ができず,思い込みによる確認未実施が回避できないことで,結果として患児に不適切な沐浴を実施する」という**リスクの発生の可能性が予測される**

根拠

「3人目の患児の体重測定を行おうとしたとき,教員が沐浴室を離れた」「学生は,教員が準備したものだと思い込み,沐浴槽に浸っていた温度計とコップを取り除いた」という情報

防止対策

- 学生が,適切な沐浴の指導を受けるため,病棟の指導者からも沐浴に関する情報提供を受ける
- 学生が,沐浴前の準備(確認事項)について,教員と情報共有し,一緒に確認した後に沐浴を実施する

STEP 5 今後，期待する取り組み，得られた気づきをまとめる

　さて，ここまでで，学生のあなたなりの，リスクの発生の可能性の予測と防止対策を考えたところで，本事例のその後の経過をみてみましょう．

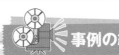

- ● その後，教員が沐浴室に戻り，患児の服を脱がせて体重測定を行い，患児の沐浴実習が開始された．

- ● 患児の顔，首まで洗ったとき，看護助手が沐浴室を訪れ，沐浴槽は次亜塩素酸ナトリウムによる浸漬消毒中であったことが判明した．

（日本医療機能評価機構 医療事故情報収集等事業 事例検索より抽出，一部改変）

　本事例では，看護学生が，教員が準備したものと思い込んだ沐浴槽（実際には浸漬消毒中の沐浴槽）で，患児の沐浴実習が行われるというアクシデントが発生しました．

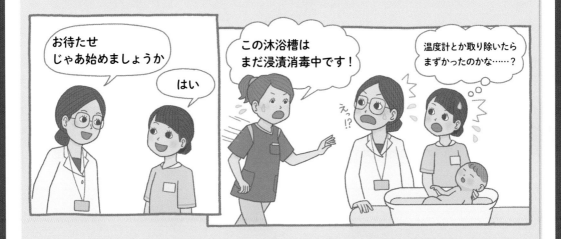

アクシデントの発生に影響したことを想定する

　学生の"思い込み"によって，沐浴槽の内容を確認しなかったこと，学生と教員間で情報共有が実施さなかったことで，消毒中の沐浴槽で沐浴を実施する状況が回避できなかったことが，今回のアクシデントの発生に影響したと想定されます.

　以上を踏まえて考えますと，学生が教員と，患児に沐浴を実施する場合，発生する可能性のあるリスクを予測することで，事前に，患児の状況や沐浴槽を含めた適切な確認を実施した後に，沐浴を実施することが重要だと考えられます.

　これから実施することが，患児にとって適切なことなのか，どのように事前に学生と教員間で情報共有をして確認するのか，学生のあなたには，"思い込み"を回避するために，さまざまな工夫が求められています.

トレーニングのまとめ

　このトレーニングでは，"思い込み"によるインシデント・アクシデントの発生を防止することや，"思い込み"が発生しても患児への影響を最小にするためにはどのようにしたらよいかということを，具体的事例を用いて，さまざまな問いかけを行って展開しました.

+++

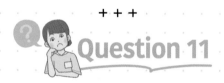

　インシデント・アクシデントの発生要因に焦点を当てた，このトレーニングを体験して，得られた気づきや，気づいた結果を活用してみましょう．今後，どのような実習を展開・継続するのか，個人として，あるいはグループとして取り組みたいことについて，考えをまとめて用紙に記載してください（●制限時間10分間）.

　Question11では，回答例は記載しません．学生のあなたが個人として，あるいはグループとして，気づいた結果に関する自由な記載を期待します.

トレーニングを終えて

"思い込み"に焦点を当てた，このトレーニングを体験して，どのような気づきが得られたでしょうか．人にはそれぞれ個性があります．たとえば，「慎重で，思い込みで行動しないように，何度も確認を繰り返す」という傾向の人もいれば，「自分に自信があって，思い込みで行動しないという工夫の必要性をあまり感じない」という傾向の人もいると思います．この場合，必ずしも，「慎重な人は"思い込み"によるインシデント・アクシデントを起こさない」，「自分に自信がある人が"思い込み"によるインシデント・アクシデントを起こす」という単純な話ではありません．

回答例でも説明したとおり，あなたがこのような状況に遭遇したときに，"思い込み"で実施することを回避するために，リスクの発生の可能性へと考えを巡らせる視点が重要なのです．そして，「適切な沐浴の指導を受けるため，病棟の指導者からも沐浴に関する情報提供を受ける」，「沐浴前の準備（確認事項）について，教員と情報共有し，一緒に確認した後に沐浴を実施する」などの対策を実践できるか，ということを考えてみてください．"自分なら"具体的にどのような行動をするのかを想定しておくことが大切です．

このような，リスクの発生を未然防止する対策の実施によって，インシデント・アクシデントの発生の防止が期待できます．これらの発生を未然防止するために，あなたには"具体的な行動"が求められている点に気づけたのであれば，このトレーニングは終了です．

さらなるトレーニングを実施する場合

今回は，「学生が教員と，患児に沐浴を実施する」という状況での5つのプロセスにおいて，Step 3で，「沐浴槽の準備（消毒・温度）」というプロセスを選択し，トレーニングを展開してきました（**図3-9**）．ここで別のプロセスを選択して，同様のトレーニングを実施してもよいでしょう．反復学習で，学びを深めることも期待できます．

図3-9 焦点を当てたプロセスのサブプロセスを考える

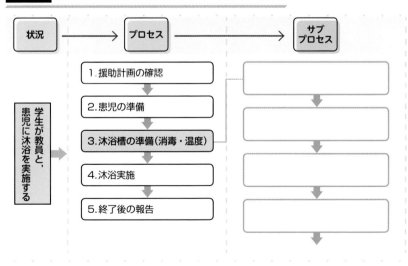

指導者・教員へのメッセージ

　学生には，実習する際，リスクの発生の可能性を予測してもらい，自ら「思い込みで行動しない」という意思決定をしたうえで，主体的な行動を望むことになります．しかし，これは"(思い込み回避の) 行動力"という，ひとつのスキルであり，身につけるためには，①思い込みで行動しないような環境を整える，②"(思い込み回避の) 行動力"育成トレーニングの実施，③行動を実施した後に，思い込みで実施していないか否かともにチェックするかかわり，などの総合的な背景が重要です．ぜひ，学生の"(思い込み回避の) 行動力"を育むこれらの取り組みを期待します．

Training **4**

報告を怠る

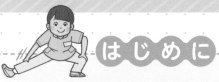

はじめに

　実習で，あなたにとって想定外のことが発生した場合を考えてみましょう．そのようなときは，患者さんはもとより，看護師をはじめとする医療者や，学生のあなた自身への影響を最小限にするためにも，タイムリーに指導者・教員に報告を実施することが求められます．これは実習でも繰り返し指導されることになります．しかし，現状では，学生が"報告を怠る"ことにかかわるインシデント・アクシデントが発生しています．

　このトレーニングでは，「なぜ"報告を怠る"ことによるインシデント・アクシデントの発生が防止できないのか？」を，具体的な事例を通して，学生のあなたに考えてもらいます．その考える過程で，自分が陥りやすい傾向に気づくことや，インシデント・アクシデントの発生を未然防止する対策を理解することがねらいです．

　このトレーニングでの体験によって，「リスクの発生は，（発生する前に）未然防止することが可能である」ということに気づいてください．あなたは実習中，"報告を怠る"ことで，ヒヤリとした，ハッとしたことはありませんか？

あなたの現状をセルフチェック！

　トレーニング開始前に，セルフチェックをしましょう．このトレーニングでは，
・なぜ"報告を怠る"ことによるインシデント・アクシデントの発生が防止できないのか，具体的に考える
・自分が陥りやすい傾向を知るために，具体的事例を活用して，発生する可能性のある"リスクを予測"し，その予測したリスクの発生を未然防止する対策を考える
という体験をします．

　まず初めに，トレーニングを開始する前に，「"報告を怠る"セルフチェックリスト（**図4-1**）」を活用して，現在のあなたの状況を評価（セルフチェック）してください．あなたは，いくつチェックがつくでしょうか（●制限時間2分間）．

図4-1　"報告を怠る"セルフチェックリスト

☐	なぜ，適切な報告を実施することが期待されているか理解している
☐	報告を怠ることによって，どのようなリスクが発生するのか予測している
☐	どのような状況で，いつ（どのタイミングで），誰に，何を，どのように報告すべきか知っている
☐	報告を実施しても，適切な結果が得られない場合に，どのような対応をするか知っている

check

結果の活用方法

　チェックが終了したら，「"報告を怠る"ことに関するトレーニング前のあなたの現状評価」として，この記録を保存してください．チェックが「1つもつかない」「全部についた」など，いろいろあるかと思いますが，ここで評価する点はチェックの数ではありません．「"報告を怠る"ことに関するあなたの現状」を自覚してもらうことが目的なのです．では，チェック終了後，Step 1からトレーニングを開始しましょう．

STEP 1 "報告を怠る"ことにかかわる事例の場面をイメージする

　Step 1 では，日本医療機能評価機構のホームページ上にある，医療事故情報収集等事業の「事例検索」にて検索された事例の中から，"報告を怠る"ことにかかわる事例（以下，本事例）を紹介します．

　本事例を読んで，実習の具体的な場面を，頭の中にイメージとして思い浮かべてみましょう（●制限時間 3 分間）．

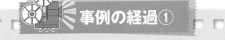

事例の経過①

- 患者Aさん（70歳代，女性）は，普通食を摂取していたが，入院時には発熱・食欲低下があったので全粥軟菜が提供されていた．

- 事故前日の夕食は，ふらつきがあり，自力で坐位保持が困難のため，看護師がベッドのギャッジアップを実施して，Aさんは自力で全量摂取した．

- 翌日の朝食も同様に，Aさんは自力で全量摂取した．

- 昼食は看護助手が配膳したが，Aさんは臥床していたため，とくに声をかけずに置いていった．

- その後，Aさんは，同室の患者Bさんを受け持っている看護学生に「起こしてほしい」と依頼した．

- 依頼された看護学生が，Aさんのベッドのギャッジアップを実施した．

- 看護学生はオリエンテーションのとき，自分の受け持ちではない患者さんに何かを依頼されたときは，指導者・教員に報告（相談）するよう指導を受けていたが，実施しなかった．

- Aさんは，昼食を食べ始めた．

（日本医療機能評価機構 医療事故情報収集等事業 事例検索より抽出，一部改変）

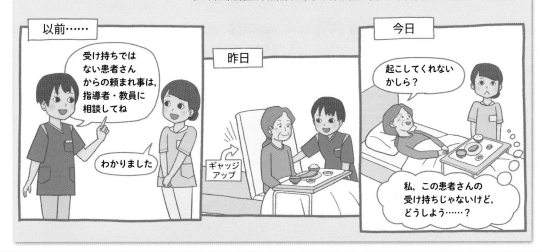

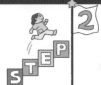

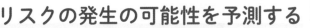

リスクの発生の可能性を予測する

本事例は，「学生が，自分の受け持ちではない患者さんから，ベッドのギャッジアップ実施の依頼を受ける」という状況です．Step 2 からStep 5 までの間に，11のQuestion（問いかけ）がありますので，回答を考えてください．回答は，「回答シート」の対応するところに記載してください．

Question 1

「学生が，自分の受け持ちではない患者さんから，ベッドのギャッジアップ実施の依頼を受ける」という状況において，どのような場面で，どのようなリスクの発生の可能性があるでしょうか？　発生する可能性のあるリスクを予測して，あなたの頭の中に浮かんだリスクを1つ以上挙げて，枠の中に記載してください（図4-2）（●制限時間5分間）．

図4-2 発生する可能性のあるリスクを予測する

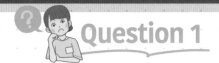

学生が，自分の受け持ちではない患者さんから，ベッドのギャッジアップ実施の依頼を受ける

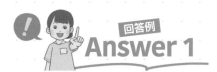

Answer 1

回答例では，「適切にギャッジアップが実施できなくて，患者さんがベッドからずり落ちる」「ギャッジアップ実施中に，ベッドの上にあった患者さんの私物がベッドから落ちて破損する」「ギャッジアップ実施後に，患者さんの容態が悪化する」「ベッドの機器の故障でギャッジアップが実施できない」などのリスクを挙げました．

リスクは書けましたか？　では，予測したリスクの発生を未然防止するためには，どのような行動が求められるでしょうか．次のStepからは，実習のプロセスを"見える化"し，複数のプロセスの中で焦点を当てるところを決めて，リスクの発生を未然防止する対策を，順を追って考えます．

STEP 3 プロセスを"見える化"し，リスクアセスメントを実施する

Step 3 では，最初に実習のプロセスの"見える化"を実施し，その後，プロセスの1つに焦点を当てて，リスクアセスメントを実施します．

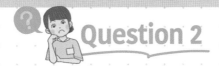

Step 2 で挙げた「学生が，自分の受け持ちではない患者さんから，ベッドのギャッジアップ実施の依頼を受ける」という状況において，学生と患者さんは，具体的にどのような行為を実施するのかを考えてください．状況をより細分化して，ひとつひとつの行為を"見える化"しましょう．具体的なプロセスを，**図4-3**の左から順番に，枠の中に記載してください．なお，枠は6つ用意しましたが，7つ以上ある場合には，枠を追加して記載してもよいです（●制限時間5分間）．

図4-3 プロセスを具体的に考える

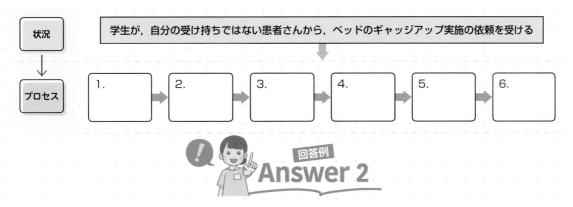

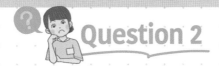

回答例では，学生が，自分の受け持ちではない患者さんから，ベッドのギャッジアップ実施の依頼を受けて行動するというプロセスをイメージしています．行動する順番に，左から「患者さんから依頼を受ける」「依頼内容を確認」「指導者・教員に報告（相談）」「ギャッジアップ実施」「実施後の観察」「報告」というプロセスを挙げ，"見える化"しました．

回答例 プロセスを"見える化"する

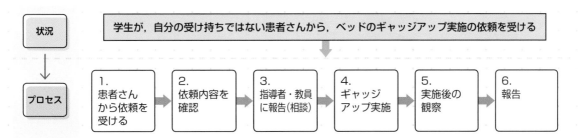

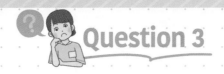

Question 3

次に，この"見える化"した複数のプロセスの中で，どれか1つのプロセスを選択し，焦点を当ててください．選択の基準は，「リスクが発生しやすいプロセス」，あるいは，「リスクが発生した場合，患者さんへの影響が大きいと思われるプロセス」などです（●制限時間3分間）．

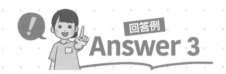

回答例

Answer 3

回答例では，「指導者・教員に報告（相談）」のプロセスに焦点を当てました．

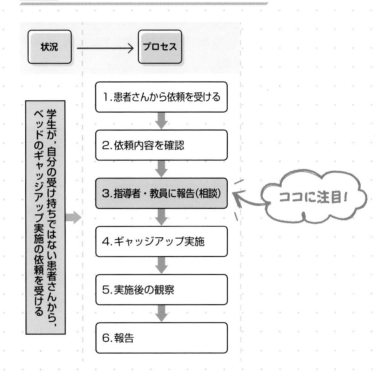

回答例 ▶ プロセスの1つを選択し，焦点を当てる

| 状況 | ⟶ | プロセス |

学生が，自分の受け持ちではない患者さんから，ベッドのギャッジアップ実施の依頼を受ける

1. 患者さんから依頼を受ける

2. 依頼内容を確認

3. 指導者・教員に報告（相談） ← ココに注目！

4. ギャッジアップ実施

5. 実施後の観察

6. 報告

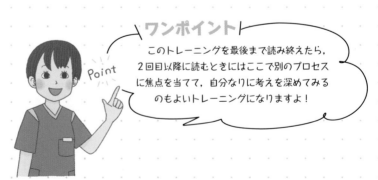

ワンポイント

Point

このトレーニングを最後まで読み終えたら，2回目以降に読むときにはここで別のプロセスに焦点を当てて，自分なりに考えを深めてみるのもよいトレーニングになりますよ！

Question 4

次に，この焦点を当てたプロセスについて，より詳しいプロセス（サブプロセス）を考えて，**図4-4**の枠の中に記載してください．なお，枠は4つありますが，5つ以上ある場合には，枠を追加して記載してください（●制限時間5分間）．

図4-4 焦点を当てたプロセスのサブプロセスを考える

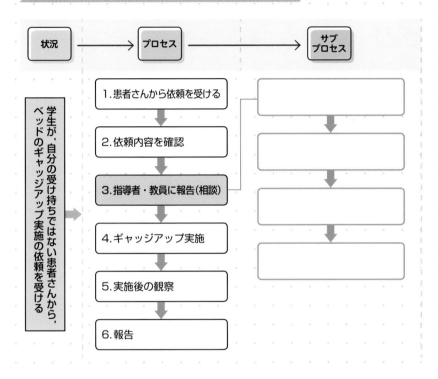

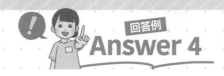

Answer 4 回答例

　回答例では，行動する順番に，上から「受け持ちではない患者さんからの依頼であることを報告する」「学生1人で実施してよい範囲か否かを確認する」「患者さんの状況に応じた注意事項を確認する」「ギャッジアップ実施の目的と発生する可能性のあるリスクへの対応を確認する」というサブプロセスを挙げ，"見える化"しました．「指導者・教員に報告（相談）」というプロセスは，詳しく書き表すと，このようなサブプロセスに"分解"できるということです．さらに，サブプロセスがある場合には，このように続けて記載します．

回答例 サブプロセスを"見える化"する

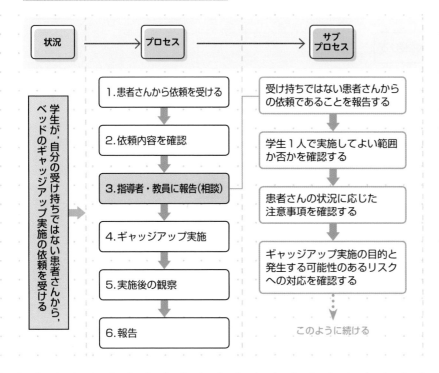

Question 5

さらに，これらのサブプロセスの中で，どれか1つのサブプロセスを選択し，焦点を当ててください．選択の基準は，「リスクが発生しやすいサブプロセス」，あるいは，「リスクが発生した場合，患者さんへの影響が大きいと思われるサブプロセス」などです（●制限時間3分間）．

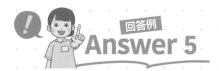

回答例
Answer 5

回答例では，「受け持ちではない患者さんからの依頼であることを報告する」というサブプロセスに焦点を当てました．

回答例 ▶ サブプロセスの1つを選択し，焦点を当てる

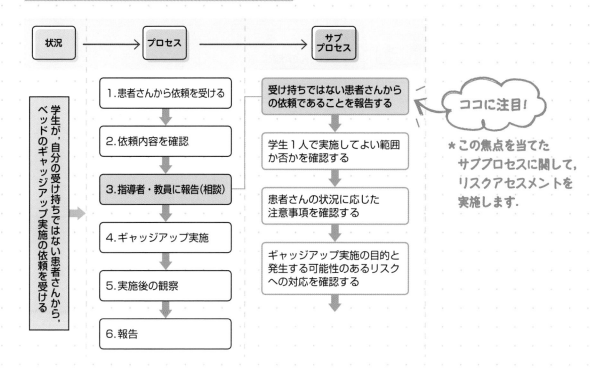

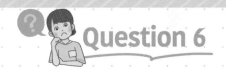

Question 6

この「受け持ちではない患者さんからの依頼であることを報告する」というサブプロセスで，発生する可能性のあるエラー（失敗）を1つ以上考えて，それらを図4-5にあるサブプロセスの右側の枠内に記載してください（●制限時間5分間）．

図4-5 発生する可能性のあるエラー（失敗）を考える

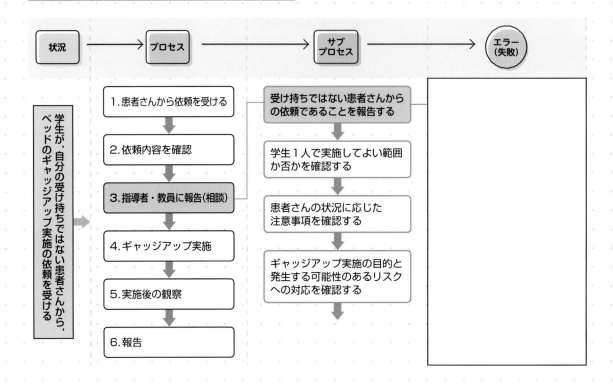

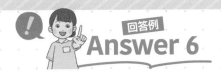

回答例では,「受け持ちではない患者さんからの依頼を,指導者・教員に報告（相談）を怠る」「これくらいならと,自己判断で報告（相談）を怠る」「報告（相談）を忘れて,患者さんの依頼に従う」「報告を受けた指導者以外の看護師が学生1人で実施してよいと判断を誤る」などを挙げました.

回答例 ▶ 発生する可能性のあるエラー（失敗）を挙げる

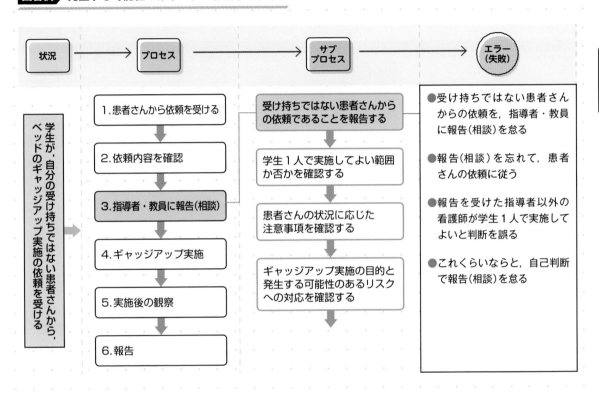

STEP 4 リスクの発生を未然防止するための対策を考える

Step 4 では，Step 3 で挙げたサブプロセスで発生する可能性のあるエラー（失敗）に対して，「そのエラー（失敗）が発生した結果，患者さんにどのような影響を及ぼすか（どのようなリスクの発生の可能性があるか）」を予測し，それらのリスクの発生を未然防止するための対策を考えます．

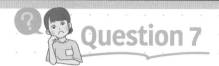

Question 7

初めに，「そのエラー（失敗）が発生した結果，患者さんにどのような影響を及ぼすか（どのようなリスクの発生の可能性があるのか）」を予測します．Step 3 の Answer 6 のエラー（失敗）の中で，1 つを選択し，焦点を当ててください．選択の基準は，「リスクが発生しやすいエラー（失敗）」，あるいは，「リスクが発生した場合，患者さんへの影響が大きいと思われるエラー（失敗）」などです（●制限時間3分間）．

Answer 7 回答例

回答例では，「これくらいならと，自己判断で報告（相談）を怠る」というエラー（失敗）に焦点を当てました．

回答例 エラー（失敗）の1つを選択し，焦点を当てる

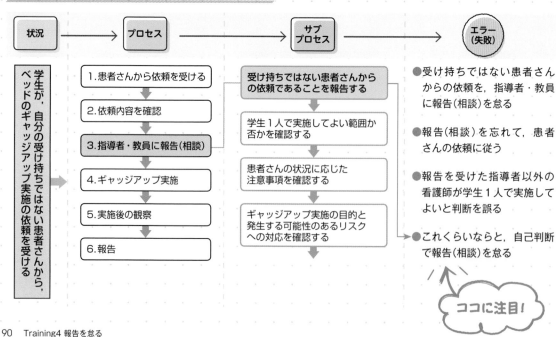

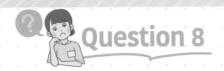

Question 8

　次に，そのエラー（失敗）が発生した場合に予測される「患者さんに及ぼす影響」，あるいは「患者さんに発生する可能性のあるリスク」を考えてください．考えた内容を1つ以上，**図4-6**の「吹き出し」の中に記載してください（●制限時間5分間）．

図4-6 予測される「患者さんに及ぼす影響」を考える

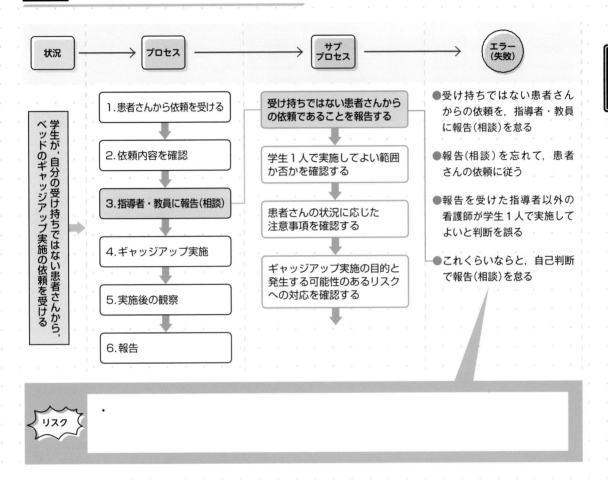

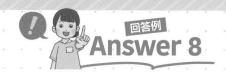

Answer 8 回答例

　回答例では，「指導者・教員の指導の意図が学生に十分伝わらず，患者さんの状況と発生する可能性のあるリスクが予測できず，これくらいならと報告（相談）を怠り，ベッドのギャッジアップを実施する状況が回避できないことで，結果として患者さんが誤嚥する」を挙げました.

回答例 ▶ 予測される「患者さんに及ぼす影響」を挙げる

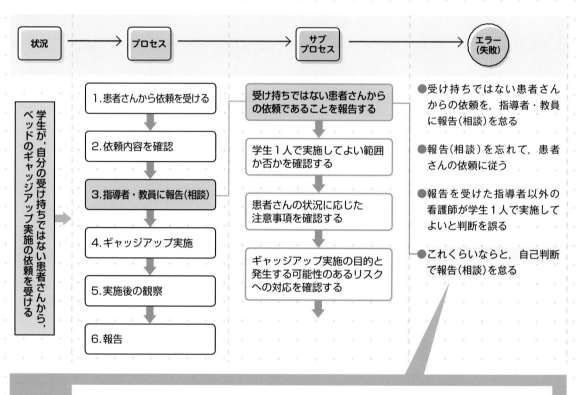

| 状況 | → | プロセス | → | サブプロセス | → | エラー（失敗） |

学生が，自分の受け持ちではない患者さんから，ベッドのギャッジアップ実施の依頼を受ける

1. 患者さんから依頼を受ける
2. 依頼内容を確認
3. 指導者・教員に報告（相談）
4. ギャッジアップ実施
5. 実施後の観察
6. 報告

受け持ちではない患者さんからの依頼であることを報告する
↓
学生1人で実施してよい範囲か否かを確認する
↓
患者さんの状況に応じた注意事項を確認する
↓
ギャッジアップ実施の目的と発生する可能性のあるリスクへの対応を確認する

● 受け持ちではない患者さんからの依頼を，指導者・教員に報告（相談）を怠る

● 報告（相談）を忘れて，患者さんの依頼に従う

● 報告を受けた指導者以外の看護師が学生1人で実施してよいと判断を誤る

● これくらいならと，自己判断で報告（相談）を怠る

 リスク

・「指導者・教員の指導の意図が学生に十分伝わらず，患者さんの状況と発生する可能性のあるリスクが予測できず，これくらいならと報告（相談）を怠り，ベッドのギャッジアップを実施する状況が回避できないことで，結果として患者さんが誤嚥する」という**リスクの発生の可能性**が予測される

Question 9

ここでは，なぜ，患者さんにAnswer 8のようなリスク発生の可能性が予測されるのか，という根拠を1つ以上考えて，**図4-7**の「吹き出し」の中に記載してください（●制限時間5分間）．

図4-7 リスクの発生の可能性が予測される根拠を考える

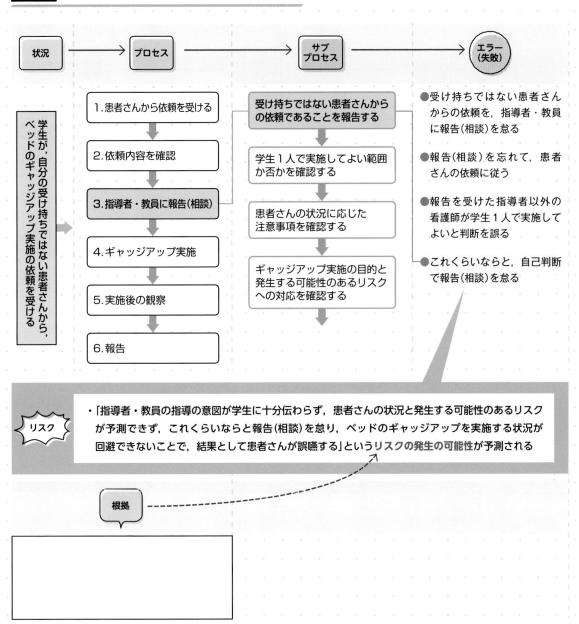

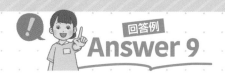

回答例

Answer 9

　回答例では，「学生はオリエンテーションのとき，自分の受け持ちではない患者さんに何かを依頼された
ときは，指導者・教員に報告（相談）するよう指導を受けていたが，実施しなかった」という情報があることを
挙げました．

回答例 ▶ リスクの発生の可能性が予測される根拠を挙げる

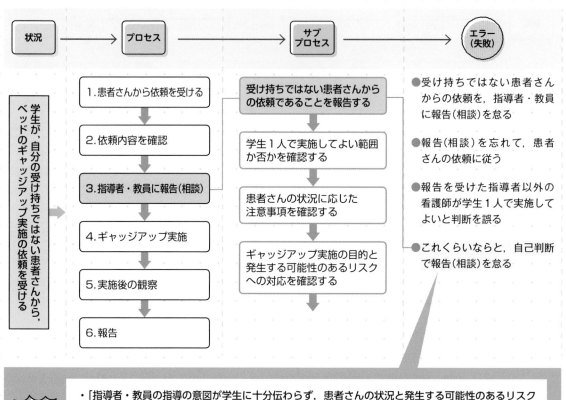

・「指導者・教員の指導の意図が学生に十分伝わらず，患者さんの状況と発生する可能性のあるリスク
が予測できず，これくらいならと報告（相談）を怠り，ベッドのギャッジアップを実施する状況が
回避できないことで，結果として患者さんが誤嚥する」という**リスクの発生の可能性**が予測される

「学生はオリエンテーションのとき，自分
の受け持ちではない患者さんに何かを依頼
されたときは，指導者・教員に報告（相談）
するよう指導を受けていたが，実施しな
かった」という情報

　次に，予測したリスクの発生を未然防止するための対策を考えます．

防止対策を考える際，とくに，「指導者・教員の指導の意図が学生に十分伝わらず，患者さんの状況と発生する可能性のあるリスクが予測できない」という状況に着目します．そして，「これくらいならと報告（相談）を怠り，ベッドのギャッジアップを実施する状況が回避できないことで，結果として患者さんが誤嚥する」というリスクの発生の可能性が予測された場合に，これを未然防止する対策を1つ以上考えて，図4-8の「防止対策」の枠の中に記載してください（●制限時間5分間）．

図4-8 リスクの発生を未然防止する対策を考える

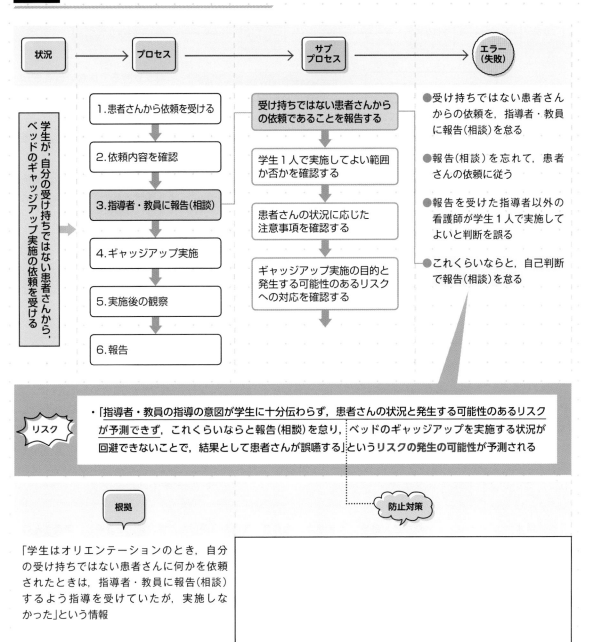

Step4 リスクの発生を未然防止するための対策を考える 95

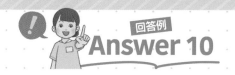

Answer 10 回答例

　回答例では，「学生が，指導者・教員から受けた指導の意図を理解し，患者さんの状況と発生する可能性のあるリスクを予測し，自分の受け持ちではない患者さんに何かを依頼されたときは指導者・教員に報告（相談）するよう指導を受けていたことを伝える」「学生が，1人で患者さんの依頼に従うことを回避するために，指導者・教員に患者さんの対応を依頼する」などを挙げました．

回答例 ▶ リスクの発生を未然防止する対策を挙げる

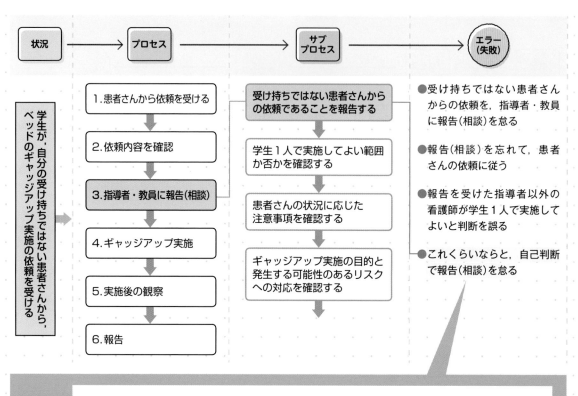

状況　→　プロセス　→　サブプロセス　→　エラー（失敗）

学生が，自分の受け持ちではない患者さんから，ベッドのギャッジアップ実施の依頼を受ける

1. 患者さんから依頼を受ける
2. 依頼内容を確認
3. 指導者・教員に報告（相談）
4. ギャッジアップ実施
5. 実施後の観察
6. 報告

受け持ちではない患者さんからの依頼であることを報告する

学生1人で実施してよい範囲か否かを確認する

患者さんの状況に応じた注意事項を確認する

ギャッジアップ実施の目的と発生する可能性のあるリスクへの対応を確認する

● 受け持ちではない患者さんからの依頼を，指導者・教員に報告（相談）を怠る

● 報告（相談）を忘れて，患者さんの依頼に従う

● 報告を受けた指導者以外の看護師が学生1人で実施してよいと判断を誤る

● これくらいならと，自己判断で報告（相談）を怠る

リスク
・「指導者・教員の指導の意図が学生に十分伝わらず，患者さんの状況と発生する可能性のあるリスクが予測できず，これくらいならと報告（相談）を怠り，ベッドのギャッジアップを実施する状況が回避できないことで，結果として患者さんが誤嚥する」という**リスクの発生の可能性**が予測される

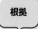 **根拠**

「学生はオリエンテーションのとき，自分の受け持ちではない患者さんに何かを依頼されたときは，指導者・教員に報告（相談）するよう指導を受けていたが，実施しなかった」という情報

 防止対策

● 学生が，指導者・教員から受けた指導の意図を理解し，患者さんの状況と発生する可能性のあるリスクを予測し，自分の受け持ちではない患者さんに何かを依頼されたときは指導者・教員に報告（相談）するよう指導を受けていたことを伝える

● 学生が，1人で患者さんの依頼に従うことを回避するために，指導者・教員に患者さんの対応を依頼する

STEP5 今後，期待する取り組み，得られた気づきをまとめる

さて，ここまでで，学生のあなたなりの，リスクの発生の可能性の予測と防止対策を考えたところで，本事例のその後の経過をみてみましょう.

事例の経過②

- すべての患者さんへの配膳が終わり，看護助手が患者Aさんのもとへ行こうとした際，Aさんの同室者の家族から，「(Aさんが)むせている」とよばれ，訪室した.

- Aさんはギャッジアップされたベッド上でぐったりしていたため，看護助手はすぐに看護師をよんだ.

- 看護師が訪室したとき，Aさんは呼吸停止状態だった.

- 看護師はすぐに蘇生を開始し，医師に連絡した.

- Aさんには気管内挿管が行われ，人工呼吸器が装着された.

(日本医療機能評価機構 医療事故情報収集等事業 事例検索より抽出，一部改変)

　本事例では，看護学生が指導者・教員に報告(相談)せず，自分の受け持ちではない患者さんのベッドのギャッジアップを実施し，患者さんが食事を誤嚥して呼吸停止するというアクシデントが発生しました.

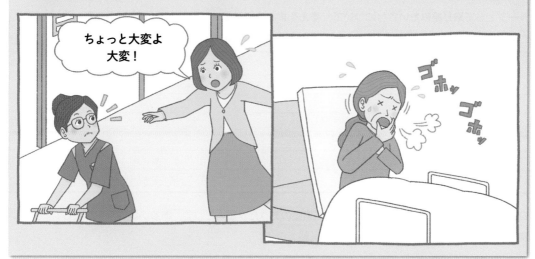

アクシデントの発生に影響したことを想定する

　学生はオリエンテーションのとき，自分の受け持ちではない患者さんに何かを依頼された場合は，指導者・教員に報告（相談）するよう指導を受けていましたが，その指導の意図が学生に十分伝わっていなかったため，患者さんの状況と発生する可能性のあるリスクが予測できず，「これくらいなら」と学生が報告を怠り，学生がベッドのギャッジアップを実施する状況が回避できなかったことが，今回のアクシデントの発生に影響したと想定されます．

　報告（相談）に関して，オリエンテーションでの注意事項をどのように遵守するのか，学生のあなたには，"報告を怠る"ことを回避するために，さまざまな工夫が求められています．

トレーニングのまとめ

　このトレーニングでは，"報告を怠る"ことによるインシデント・アクシデントの発生を防止する方法や，"報告を怠る"ことが発生しても患者さんへの影響を最小にするためにはどのようにしたらよいかという方法を，具体的事例を用いて，さまざまな問いかけを行って展開しました．

＋　＋　＋

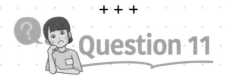

　インシデント・アクシデントの発生要因に焦点を当てた，このトレーニングを体験して，得られた気づきや，気づいた結果を活用してみましょう．今後，どのような実習を展開・継続するのか，個人として，あるいはグループとして取り組みたいことについて，考えをまとめて用紙に記載してください（●制限時間10分間）．

　Question11では，回答例は記載しません．学生のあなたが個人として，あるいはグループとして，気づいた結果に関する自由な記載を期待します．

トレーニングを終えて

"報告を怠る"ということに焦点を当てた,このトレーニングを体験して,どのような気づきが得られたでしょうか.人にはそれぞれ個性があります.たとえば,「慎重で,どのようなことも報告する」という傾向の人もいれば,「自分に自信があって,これくらいなら,とくに報告しなくてもよい」という傾向の人もいると思います.この場合,必ずしも,「慎重な人は"報告を怠る"ことによるインシデント・アクシデントを起こさない」「自分に自信がある人が"報告を怠る"ことによるインシデント・アクシデントを起こす」という単純な話ではありません.

回答例でも説明したとおり,あなたがこのような状況に遭遇したときに,"報告を怠る"ことにならないように,リスクの発生の可能性へと考えを巡らせる視点が重要なのです.そして,「指導者・教員から受けた指導の意図を理解し,患者さんの状況と発生する可能性のあるリスクを予測し,自分の受け持ちではない患者さんに何かを依頼されたときは指導者・教員に報告(相談)するよう指導を受けていたことを伝える」「1人で患者さんの依頼に従うことを回避するために,指導者・教員に患者さんの対応を依頼する」などの対策を実践できるか,ということを考えてみてください."自分なら"具体的にどのような行動をするのかを想定しておくことが大切です.

このような,リスクの発生を未然防止する対策の実施によって,インシデント・アクシデントの発生の防止が期待できます.これらの発生を未然防止するために,あなたには"具体的な行動"が求められている点に気づけたのであれば,このトレーニングは終了です.

さらなるトレーニングを実施する場合

今回は,「学生が,自分の受け持ちではない患者さんから,ベッドのギャッジアップ実施の依頼を受ける」という状況での6つのプロセスにおいて,Step 3で「指導者・教員に報告(相談)」というプロセスを選択し,トレーニングを展開してきました(**図4-9**).ここで別のプロセスを選択して,同様のトレーニングを実施してもよいでしょう.反復学習で,学びを深めることも期待できます.

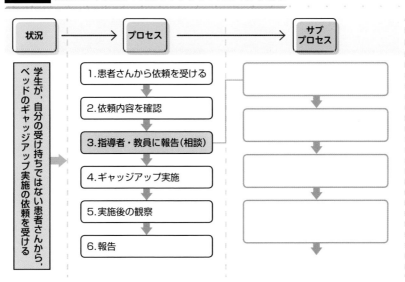

図4-9 焦点を当てたプロセスのサブプロセスを考える

指導者・教員へのメッセージ

　学生には，実習する際，リスクの発生の可能性を予測してもらい，必要に応じて，自ら「指導者・教員に報告する」という意思決定をしたうえで，主体的な行動を望むことになります．しかし，指導者・教員に報告するという"報告力"は，ひとつのスキルであり，身につけるためには，①報告しやすい環境を整える，②"報告力"というスキルを育成するトレーニングの実施，③報告したことを認める（褒めるなどの）かかわり，などの総合的な背景が重要です．ぜひ，学生の"報告力"を育むこれらの取り組みを期待します．

Training 5

情報の伝達不足

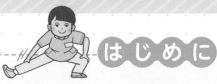

はじめに

　看護ケアを実施するにあたっては，さまざまな情報の伝達が求められます．情報の伝達をしっかりと実施することは，患者さんへの安全な看護の提供につながるため，実習でも繰り返し指導されることになります．しかし，現状では"情報の伝達不足"にかかわるインシデント・アクシデントが発生しています．

　このトレーニングでは，「なぜ，"情報の伝達不足"によるインシデント・アクシデントの発生が防止できないのか？」を，具体的な事例を通して，学生のあなたに考えてもらいます．その考える過程で，自分が陥りやすい傾向に気づくことや，インシデント・アクシデントの発生を未然防止する対策を理解することがねらいです．

　このトレーニングでの体験によって，「リスクの発生は，（発生する前に）未然防止することが可能である」ということに気づいてください．あなたは実習中，"情報の伝達不足"のためにヒヤリとした，ハッとしたことはありませんか？

あなたの現状をセルフチェック！

　トレーニング開始前に，セルフチェックをしましょう．このトレーニングでは，
・なぜ，"情報の伝達不足"によるインシデント・アクシデントの発生が防止できないのか，具体的に考える
・自分が陥りやすい傾向を知るために，具体的事例を活用して，発生する可能性のある"リスクを予測"し，その予測したリスクの発生を未然防止する対策を考える
という体験をします．

　まず初めに，トレーニングを開始する前に，「"情報の伝達不足"セルフチェックリスト（**図5-1**）」を活用して，現在のあなたの状況を評価（セルフチェック）してください．あなたは，いくつチェックがつくでしょうか（●制限時間2分間）．

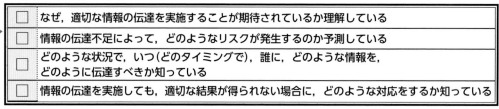

図5-1　"情報の伝達不足"セルフチェックリスト

□	なぜ，適切な情報の伝達を実施することが期待されているか理解している
□	情報の伝達不足によって，どのようなリスクが発生するのか予測している
□	どのような状況で，いつ（どのタイミングで），誰に，どのような情報を，どのように伝達すべきか知っている
□	情報の伝達を実施しても，適切な結果が得られない場合に，どのような対応をするか知っている

結果の活用方法

　チェックが終了したら，「"情報の伝達不足"に関するトレーニング前のあなたの現状評価」として，この記録を保存してください．チェックが「1つもつかない」「全部についた」など，いろいろあるかと思いますが，ここで評価する点はチェックの数ではありません．「"情報の伝達不足"に関するあなたの現状」を自覚してもらうことが目的なのです．では，チェック終了後，Step 1 からトレーニングを開始しましょう．

STEP 1 "情報の伝達不足"にかかわる事例の場面をイメージする

Step 1 では，日本医療機能評価機構のホームページ上にある，医療事故情報収集等事業の「事例検索」にて検索された事例の中から，"情報の伝達不足"にかかわる事例（以下，本事例）を紹介します．

本事例を読んで，実習の具体的な場面を，頭の中にイメージとして思い浮かべてみましょう（●制限時間 3 分間）．

🎬 事例の経過①

● 看護学生が，意識障害と歩行障害のある患者さん（80歳代，男性）を受け持った．

● 看護師の立ち合いのもと，看護学生は全介助が必要な患者さんを起こして，靴を履かせようとした．

● 看護師は，一昨日に，患者さんの爪が長く伸びて肥厚していたことに気づいていた．

● また，その点についての注意を看護学生に伝えていなかった．

（日本医療機能評価機構 医療事故情報収集等事業 事例検索より抽出，一部改変）

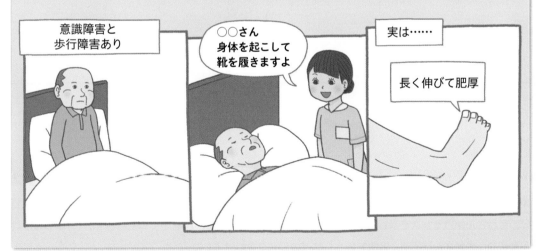

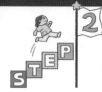

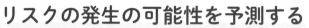

リスクの発生の可能性を予測する

　本事例は,「学生が, 全介助が必要な患者さんに靴を履かせる」という状況です. Step 2 から Step 5 までの間に, 11のQuestion(問いかけ)がありますので, 回答を考えてください. 回答は, 「回答シート」の対応するところに記載してください.

Question 1

　「学生が, 全介助が必要な患者さんに靴を履かせる」という状況において, どのような場面で, どのようなリスクの発生の可能性があるでしょうか?　発生する可能性のあるリスクを予測して, あなたの頭の中に浮かんだリスクを1つ以上挙げて, 枠の中に記載してください(図5-2)(●制限時間5分間).

図5-2 発生する可能性のあるリスクを予測する

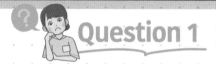

Answer 1 回答例

　本トレーニングでは, 回答例として,「靴を履かせている間に, 患者さんの容態が悪化する」「靴を履かせる際に, 患者さんがバランスを崩してベッドから転落する」「患者さんが靴を履くのを拒否する」「靴の履かせ方が不適切で, 患者さんが足部に外傷を負う」などのリスクを挙げました.

　リスクは書けましたか?　では, 予測したリスクの発生を未然防止するためには, どのような行動が求められるでしょうか. 次のStepからは, 実習のプロセスを"見える化"し, 複数のプロセスの中で焦点を当てるところを決めて, リスクの発生を未然防止する対策を, 順を追って考えます.

プロセスを"見える化"し,
リスクアセスメントを実施する

Step 3 では, 最初に実習のプロセスの"見える化"を実施し, その後, プロセスの1つに焦点を当てて, リスクアセスメントを実施します.

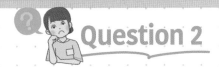

Step 2 で挙げた「学生が, 全介助が必要な患者さんに靴を履かせる」という状況において, 学生と患者さんは, 具体的にどのような行為を実施するのかを考えてください. 状況をより細分化して, ひとつひとつの行為を"見える化"しましょう. 具体的なプロセスを, **図5-3**の左から順番に, 枠の中に記載してください. なお, 枠は4つありますが, 5つ以上ある場合には, 枠を追加して記載してください(●制限時間5分間).

図5-3 プロセスを具体的に考える

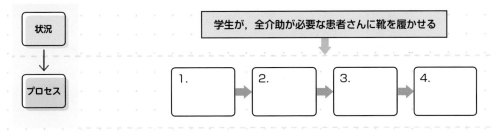

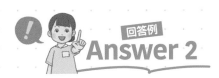

回答例では, 学生が, 全介助が必要な患者さんに靴を履かせるというプロセスをイメージしています. 行動する順番に, 左から「援助計画提案」「注意事項の確認」「靴を履かせる」「実施後の観察」というプロセスを挙げ, "見える化"しました.

回答例 プロセスを"見える化"する

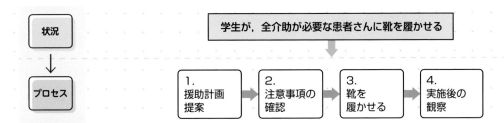

Step3 プロセスを"見える化"し, リスクアセスメントを実施する 105

Question 3

　次に，この"見える化"した複数のプロセスの中で，どれか1つのプロセスを選択し，焦点を当ててください．選択の基準は，「リスクが発生しやすいプロセス」，あるいは，「リスクが発生した場合，患者さんへの影響が大きいと思われるプロセス」などです（●制限時間3分間）．

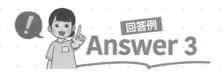

回答例 Answer 3

　回答例では，「注意事項の確認」のプロセスに焦点を当てました．

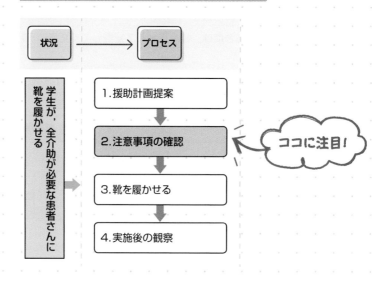

回答例　プロセスの1つを選択し，焦点を当てる

状況 ──→ プロセス

学生が，全介助が必要な患者さんに靴を履かせる

1. 援助計画提案
2. 注意事項の確認　← ココに注目！
3. 靴を履かせる
4. 実施後の観察

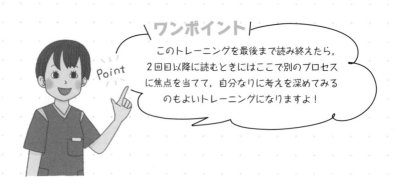

ワンポイント

Point

　このトレーニングを最後まで読み終えたら，2回目以降に読むときにはここで別のプロセスに焦点を当てて，自分なりに考えを深めてみるのもよいトレーニングになりますよ！

Question 4

次に，この焦点を当てたプロセスについて，より詳しいプロセス（サブプロセス）を考えて，**図5-4**の枠の中に記載してください．なお，枠は4つありますが，5つ以上ある場合には，枠を追加して記載してください（●制限時間5分間）．

図5-4 焦点を当てたプロセスのサブプロセスを考える

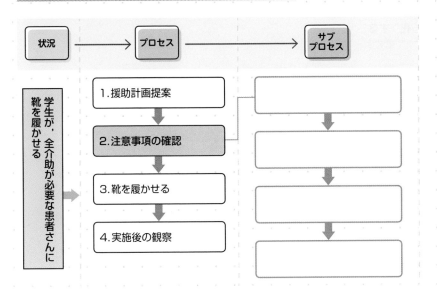

Answer 4

回答例では，行動する順番に，上から「靴を履かせる前に，必要な観察事項を確認する」「患者さんの状態を考慮したリスクの発生の可能性を予測する」「坐位保持，靴を履かせる間の注意事項を確認する」「実施中に発生する可能性のあるリスクへの対応を確認する」というサブプロセスを挙げ，"見える化"しました．「注意事項の確認」というプロセスは，詳しく書き表すと，このようなサブプロセスに"分解"できるということです．さらに，サブプロセスがある場合には，このように続けて記載します．

回答例 サブプロセスを"見える化"する

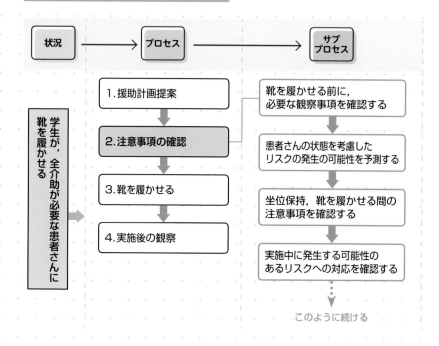

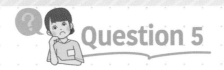

Question 5

さらに，これらのサブプロセスの中で，どれか1つのサブプロセスを選択し，焦点を当ててください．選択の基準は，「リスクが発生しやすいサブプロセス」，あるいは，「リスクが発生した場合，患者さんへの影響が大きいと思われるサブプロセス」などです（●制限時間3分間）．

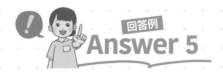

回答例
Answer 5

回答例では，「靴を履かせる前に，必要な観察事項を確認する」というサブプロセスに焦点を当てました．

回答例 | サブプロセスの1つを選択し，焦点を当てる

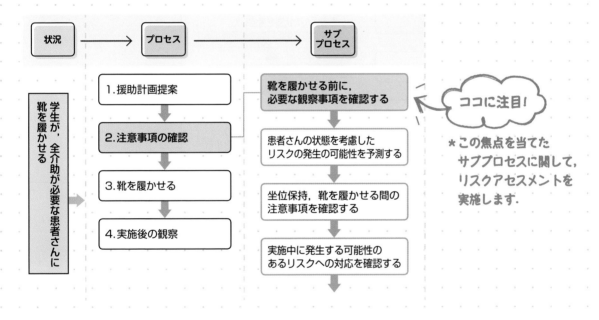

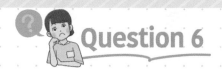

Question 6

この「靴を履かせる前に，必要な観察事項を確認する」というサブプロセスで，発生する可能性のあるエラー（失敗）を1つ以上考えて，それらを図5-5にあるサブプロセスの右側の枠内に記載してください（●制限時間5分間）．

図5-5 発生する可能性のあるエラー（失敗）を考える

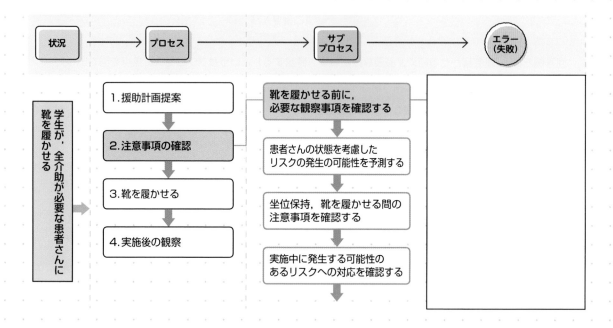

Answer 6 回答例

　回答例では,「事前の観察事項の確認を忘れる」「看護師が,伝達すべき情報の伝達を忘れる」「把握した情報のリスクアセスメントを実施しない」「観察事項の確認は実施したが,必要な情報をすべて伝達できていない」などを挙げました.

回答例 ▶ **発生する可能性のあるエラー(失敗)を挙げる**

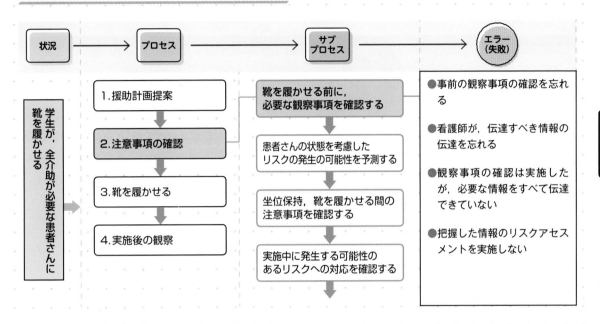

Traning 5

STEP 4 リスクの発生を未然防止するための対策を考える

Step 4 では，Step 3 で挙げたサブプロセスで発生する可能性のあるエラー（失敗）に対して，「そのエラー（失敗）が発生した結果，患者さんにどのような影響を及ぼすか（どのようなリスクの発生の可能性があるか）」を予測し，それらのリスクの発生を未然防止するための対策を考えます．

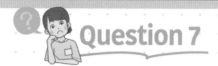

初めに，「そのエラー（失敗）が発生した結果，患者さんにどのような影響を及ぼすか（どのようなリスクの発生の可能性があるのか）」を予測します．Step 3のAnswer 6のエラー（失敗）の中で，1つを選択し，焦点を当ててください．選択の基準は，「リスクが発生しやすいエラー（失敗）」，あるいは，「リスクが発生した場合，患者さんへの影響が大きいと思われるエラー（失敗）」などです（●制限時間3分間）．

回答例では，「把握した情報のリスクアセスメントを実施しない」というエラー（失敗）に焦点を当てました．

回答例 エラー（失敗）の1つを選択し，焦点を当てる

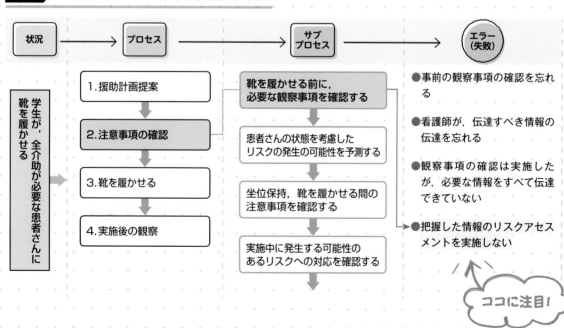

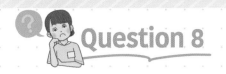

Question 8

次に，そのエラー（失敗）が発生した場合に予測される「患者さんに及ぼす影響」，あるいは「患者さんに発生する可能性のあるリスク」を考えてください．考えた内容を1つ以上，図5-6の「吹き出し」の中に記載してください（●制限時間5分間）．

図5-6 予測される「患者さんに及ぼす影響」を考える

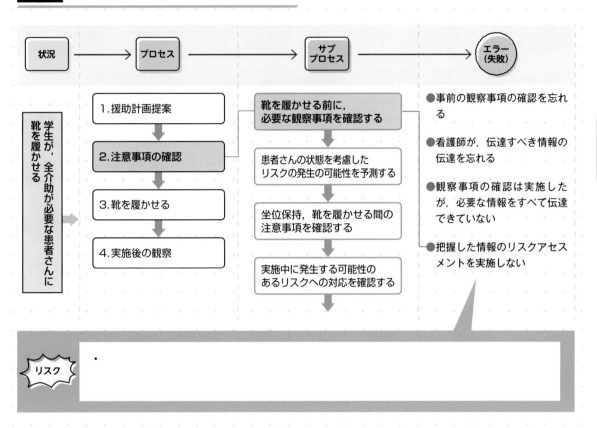

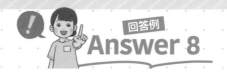

Answer 8

回答例では，「看護師が，把握した情報のリスクアセスメント未実施で，学生と看護師間の情報の伝達不足が回避できないことで，靴を履かせる際に，患者さんの爪が剝がれるなどの外傷を負う」を挙げました．

回答例 予測される「患者さんに及ぼす影響」を挙げる

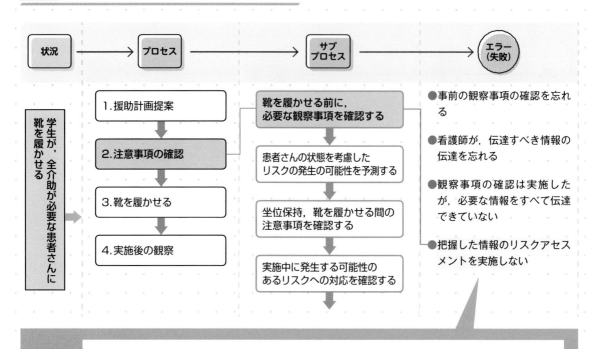

- 「看護師が，把握した情報のリスクアセスメント未実施で，学生と看護師間の情報の伝達不足が回避できないことで，靴を履かせる際に，患者さんの爪が剝がれるなどの外傷を負う」という**リスクの発生の可能性**が予測される

Question 9

ここでは，なぜ，患者さんにAnswer 8のようなリスクの発生の可能性が予測されるのか，という根拠を１つ以上考えて，図5-7の「吹き出し」の中に記載してください（●制限時間5分間）．

図5-7 リスクの発生の可能性が予測される根拠を考える

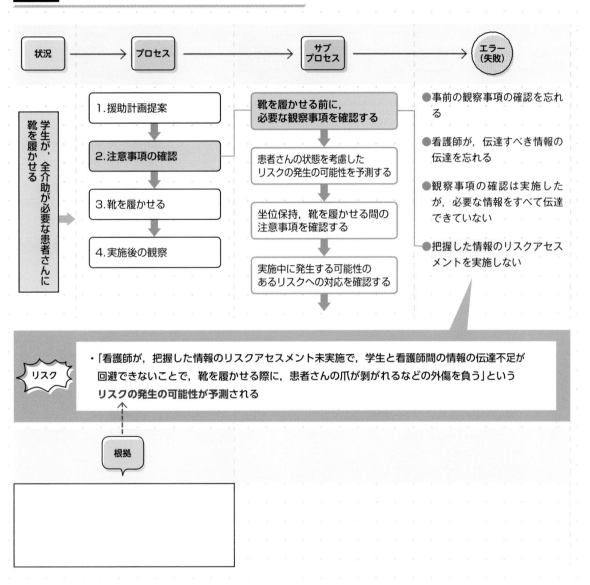

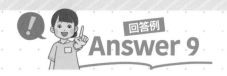

　回答例では、「看護師は、一昨日に、患者さんの爪が長く伸びて肥厚していたことに気づいていた」「その点についての注意を学生に伝えていなかった」という情報があることを挙げました.

回答例 ▶ **リスクの発生の可能性が予測される根拠を挙げる**

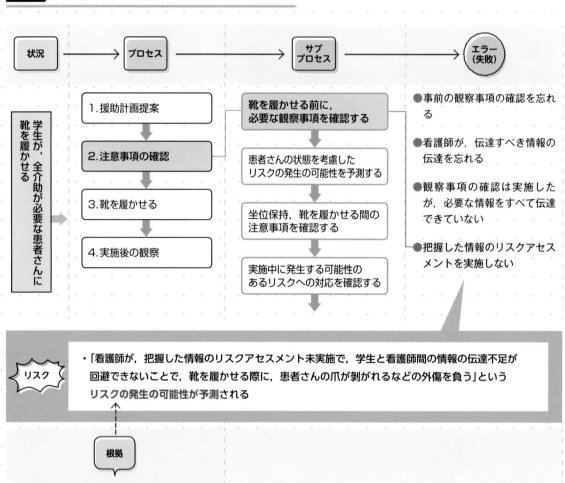

　次に、予測したリスクの発生を未然防止するための対策を考えます.

Question 10

　防止対策を考える際，とくに，「看護師が，把握した情報のリスクアセスメント未実施」という状況に着目します．そして，「学生と看護師間の情報の伝達不足が回避できないことで，靴を履かせる際に，患者さんの爪が剥がれるなどの外傷を負う」というリスクの発生の可能性が予測された場合に，これを未然防止する対策を1つ以上考えて，**図5-8**の「防止対策」の枠の中に記載してください（●制限時間5分間）．

図5-8 リスクの発生を未然防止する対策を考える

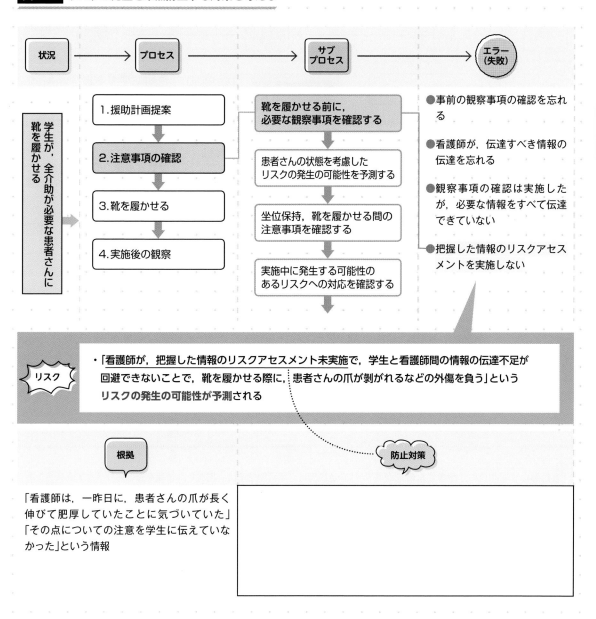

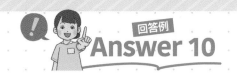

回答例
Answer 10

　回答例では，「看護師は，実習開始前に，把握した情報をもとにリスクアセスメントを実施し，留意すべきことなど，学生に必要な情報を提供する」「学生は，実習開始前に，患者さんに関する情報で，看護師が把握していて自分は把握していない情報があるか否か，看護師に確認する」などを挙げました．

回答例 ▶ **リスクの発生を未然防止する対策を挙げる**

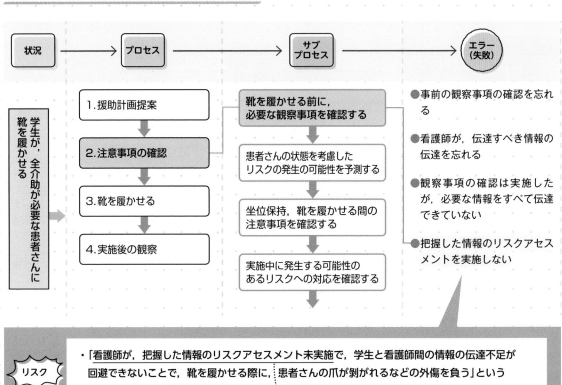

状況	プロセス	サブプロセス	エラー（失敗）
学生が，全介助が必要な患者さんに靴を履かせる	1. 援助計画提案	靴を履かせる前に，必要な観察事項を確認する	●事前の観察事項の確認を忘れる
	2. 注意事項の確認	患者さんの状態を考慮したリスクの発生の可能性を予測する	●看護師が，伝達すべき情報の伝達を忘れる
	3. 靴を履かせる	坐位保持，靴を履かせる間の注意事項を確認する	●観察事項の確認は実施したが，必要な情報をすべて伝達できていない
	4. 実施後の観察	実施中に発生する可能性のあるリスクへの対応を確認する	●把握した情報のリスクアセスメントを実施しない

リスク
・「看護師が，把握した情報のリスクアセスメント未実施で，学生と看護師間の情報の伝達不足が回避できないことで，靴を履かせる際に，患者さんの爪が剥がれるなどの外傷を負う」という**リスクの発生の可能性が予測される**

 根拠

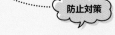 **防止対策**

「看護師は，一昨日に，患者さんの爪が長く伸びて肥厚していたことに気づいていた」「その点についての注意を学生に伝えていなかった」という情報

●看護師は，実習開始前に，把握した情報をもとにリスクアセスメントを実施し，留意すべきことなど，学生に必要な情報を提供する

●学生は，実習開始前に，患者さんに関する情報で，看護師が把握していて自分は把握していない情報があるか否か，看護師に確認する

STEP 5 今後，期待する取り組み，得られた気づきを まとめる

さて，ここまでで，学生のあなたなりの，リスクの発生の可能性の予測と防止対策を考えた ところで，本事例のその後の経過をみてみましょう．

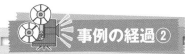

● 看護学生が，全介助が必要な患者さんを起こして，靴を履かせようとした際に，靴に患者さんの 爪が引っかかり，爪が剥がれかかった．

● 剥がれかかった爪は消毒してガーゼで保護し，医師が診察して皮膚科受診となった．

● 患者さんの爪を長いままにしていたため，損傷するというリスクの発生の可能性があった．

（日本医療機能評価機構 医療事故情報収集等事業 事例検索より抽出，一部改変）

本事例では，実際には，看護学生が患者さんに靴を履かせようとした際に，靴に患者さんの爪が 引っかかり，爪が剥がれかかるというアクシデントが発生しました．

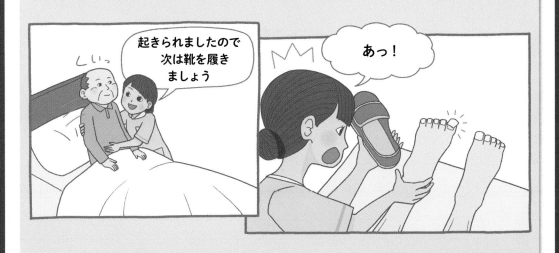

アクシデントの発生に影響したことを想定する

　看護師は，一昨日に，患者さんの爪が長く伸びて肥厚していたことに気づいていましたが，リスクアセスメントが未実施で，学生には注意を伝えておらず，この点に関して，学生と看護師間での"情報の伝達不足"が回避できなかったことが，今回のアクシデントの発生に影響したと想定されます．

　以上を踏まえて考えますと，学生が，全介助が必要な患者さんに靴を履かせる場合，発生する可能性のあるリスクを予測することで，事前に，患者さんの状況（患者さんの爪が長く伸びて肥厚していた，など）を鑑みた適切な介助を検討することが重要だと考えられます．

　看護師が，得られた情報に関してリスクアセスメントを実施し，学生と情報共有を実施し，適切な行動が実施できるようにすることとともに，学生は，患者さんに関する情報で，看護師が把握し，自分が把握していない情報があるか否かを確認するなど，学生のあなたには，"情報の伝達不足"を回避するために，さまざまな工夫が求められています．

トレーニングのまとめ

　このトレーニングでは，"情報の伝達不足"によるインシデント・アクシデントの発生を防止することや，"情報の伝達不足"が発生しても患者さんへの影響を最小にするためにはどのようにしたらよいかということを，具体的事例を用いて，さまざまな問いかけを行って展開しました．

＋＋＋

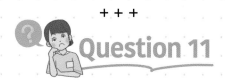

　インシデント・アクシデントの発生要因に焦点を当てた，このトレーニングを体験して，得られた気づきや，気づいた結果を活用してみましょう．今後，どのような実習を展開・継続するのか，個人として，あるいはグループとして取り組みたいことについて，考えをまとめて用紙に記載してください（●制限時間10分間）．

　Question11では，回答例は記載しません．学生のあなたが個人として，あるいはグループとして，気づいた結果に関する自由な記載を期待します．

トレーニングを終えて

"情報の伝達不足"に焦点を当てた，このトレーニングを体験して，どのような気づきが得られたでしょうか．人にはそれぞれ個性があります．たとえば，「慎重で，得られた情報を検討し，その情報が必要な人に，何度も繰り返し伝達する」という傾向の人もいれば，「自分に自信があって，タイムリーな情報の伝達の必要性をあまり感じない」という傾向の人もいると思います．この場合，必ずしも，「慎重な人は"情報の伝達不足"によるインシデント・アクシデントを起こさない」「自分に自信がある人が"情報の伝達不足"によるインシデント・アクシデントを起こす」という単純な話ではありません．

回答例でも説明したとおり，あなたがこのような状況に遭遇したときに，リスクの発生の可能性へと考えを巡らせる視点が重要なのです．そして，「実習開始前に，患者さんに関する情報で，看護師が把握していて自分は把握していない情報があるか否か，看護師に確認する」などの対策を実践できるか，ということを考えてみてください．"自分なら"具体的にどのような行動をするのかを想定しておくことが大切です．

このような，リスクの発生を未然防止する対策の実施によって，インシデント・アクシデントの発生の防止が期待できます．これらの発生を未然防止するために，あなたには"具体的な行動"が求められている点に気づけたのであれば，このトレーニングは終了です．

さらなるトレーニングを実施する場合

今回は，「学生が，全介助が必要な患者さんに靴を履かせる」という状況での4つのプロセスにおいて，Step 3で「注意事項の確認」というプロセスを選択し，トレーニングを展開してきました（**図5-9**）．ここで別のプロセスを選択して，同様のトレーニングを実施してもよいでしょう．反復学習で，学びを深めることも期待できます．

図5-9 焦点を当てたプロセスのサブプロセスを考える

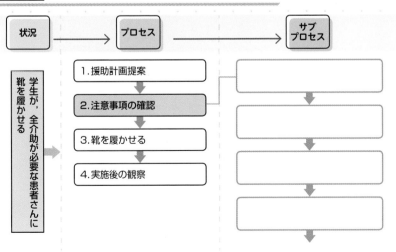

指導者・教員へのメッセージ

　学生には，実習する際，リスクの発生の可能性を予測してもらい，自ら「情報を伝達する」という意思決定をしたうえで，主体的な行動を望むことになります．しかし，これは"情報の伝達力"という，ひとつのスキルであり，身につけるためには，①情報を伝達しやすい環境を整える，②"情報の伝達力"育成トレーニングの実施，③情報を伝達した後に，ともにチェックするかかわり，などの総合的な背景が重要です．ぜひ，学生の"情報の伝達力"を育むこれらの取り組みを期待します．

Training **6**

不適切な
移動介助

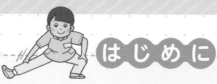

はじめに

　看護ケアを実施するにあたっては，さまざまな状況の中で，患者さんの移動介助を実施することが求められます．移動介助の適切な実施は，患者さんへの安全な看護の提供につながるため，実習でも繰り返し指導されることになります．しかし，現状では"不適切な移動介助"にかかわるインシデント・アクシデントが発生しています．

　このトレーニングでは，「なぜ，"不適切な移動介助"によるインシデント・アクシデントの発生が防止できないのか？」を，具体的な事例を通して，学生のあなたに考えてもらいます．その考える過程で，自分が陥りやすい傾向に気づくことや，インシデント・アクシデントの発生を未然防止する対策を理解することがねらいです．

　このトレーニングでの体験によって，「リスクの発生は，（発生する前に）未然防止することが可能である」ということに気づいてください．あなたは実習中，"不適切な移動介助"のためにヒヤリとした，ハッとしたことはありませんか？

あなたの現状をセルフチェック！

　トレーニング開始前に，セルフチェックをしましょう．このトレーニングでは，
・なぜ，"不適切な移動介助"によるインシデント・アクシデントの発生が防止できないのか，具体的に考える
・自分が陥りやすい傾向を知るために，具体的事例を活用して，発生する可能性のある"リスクを予測"し，その予測したリスクの発生を未然防止する対策を考える
　という体験をします．
　まず初めに，トレーニングを開始する前に，「"不適切な移動介助"セルフチェックリスト（図6-1）」を活用して，現在のあなたの状況を評価（セルフチェック）してください．あなたは，いくつチェックがつくでしょうか（●制限時間2分間）．

図6-1　"不適切な移動介助"セルフチェックリスト

check ↓

☐	なぜ，適切な移動介助を実施することが期待されているか理解している
☐	不適切な移動介助によって，どのようなリスクが発生するのか予測している
☐	移動介助を実施する際に，どのような状況で，どのような点に留意すべきか知っている
☐	移動介助を実施する際に，留意点を確認しても，適切な結果が得られない場合に，どのような対応をするか知っている

結果の活用方法

　チェックが終了したら，「"不適切な移動介助"に関するトレーニング前のあなたの現状評価」として，この記録を保存してください．チェックが「1つもつかない」「全部についた」など，いろいろあるかと思いますが，ここで評価する点はチェックの数ではありません．「"不適切な移動介助"に関するあなたの現状」を自覚してもらうことが目的なのです．では，チェック終了後，Step 1からトレーニングを開始しましょう．

STEP 1 "不適切な移動介助"にかかわる 事例の場面をイメージする

Step 1 では，日本医療機能評価機構のホームページ上にある，医療事故情報収集等事業の「事例検索」にて検索された事例の中から，"不適切な移動介助"にかかわる事例（以下，本事例）を紹介します．

本事例を読んで，実習の具体的な場面を，頭の中にイメージとして思い浮かべてみましょう（●制限時間 3 分間）．

事例の経過①

- 看護学生が受け持っている患者さん（90歳代，女性）に，超音波検査が予定され，検査室まで車椅子で搬送した．
- 患者さんは，下肢の筋力低下があり，自力で立位保持ができなかった．
- 検査室に到着後，患者さんを，車椅子から検査ベッドに移動する必要があった．
- 車椅子を検査ベッドと平行に置いて，フットレストを上げた．
- 車椅子と検査ベッドとの間に15cmほどの隙間があった．
- 検査ベッドは昇降できないタイプであった．
- 検査室内には超音波検査機器，電子カルテ，脱衣かごなどがあり，患者さんを移動するためのスペースが非常に狭い状況であった．
- 看護学生が，患者さんを前から抱きかかえ，看護師が，後ろから殿部と腰部を支えた．
- 看護師は職種経験が2年目であり，看護学生の指導者ではなく，看護学生の学習到達度を把握していなかった．
- 看護学生は，車椅子からの移動介助の技術が未熟だった．
- この後，車椅子から検査ベッドに，一気に移動を行った．

（日本医療機能評価機構 医療事故情報収集等事業 事例検索より抽出，一部改変）

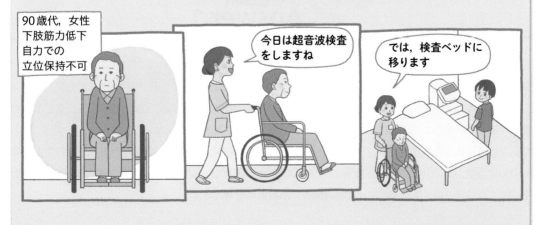

リスクの発生の可能性を予測する

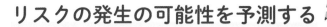

　本事例は,「学生が看護師と,車椅子から検査ベッドに,患者さんの移動介助を実施する」という状況です.Step 2からStep 5までの間に,11のQuestion(問いかけ)がありますので,回答を考えてください.回答は,「回答シート」の対応するところに記載してください.

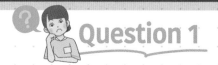

　「学生が看護師と,車椅子から検査ベッドに,患者さんの移動介助を実施する」という状況において,どのような場面で,どのようなリスクの発生の可能性があるでしょうか? 発生する可能性のあるリスクを予測して,あなたの頭の中に浮かんだリスクを1つ以上挙げて,枠の中に記載してください(図6-2)(●制限時間5分間).

図6-2 発生する可能性のあるリスクを予測する

> 学生が看護師と,車椅子から検査ベッドに,患者さんの移動介助を実施する

　回答例では,「移動介助を実施する際に,学生の介助が不適切で患者さんがバランスを崩して転倒する」「患者さんが検査ベッドへの移動を拒否する」「学生と看護師の協働が適切に実施されず,患者さんがバランスを崩して転倒する」「検査ベッドに移動後に,患者さんの容態が悪化する」「移動介助の実施時に,患者さんの体の一部が車椅子や検査ベッドに触れて,外傷を負う」などのリスクを挙げました.

　リスクは書けましたか? では,予測したリスクの発生を未然防止するためには,どのような行動が求められるでしょうか.次のStepからは,実習のプロセスを"見える化"し,複数のプロセスの中で焦点を当てるところを決めて,リスクの発生を未然防止する対策を,順を追って考えます.

STEP 3 プロセスを"見える化"し, リスクアセスメントを実施する

Step 3 では, 最初に実習のプロセスの"見える化"を実施し, その後, プロセスの1つに焦点を当てて, リスクアセスメントを実施します.

Step 2 で挙げた「学生が看護師と, 車椅子から検査ベッドに, 患者さんの移動介助を実施する」という状況において, 学生と看護師は, 具体的にどのような行為を実施するのかを考えてください. 状況をより細分化して, ひとつひとつの行為を"見える化"しましょう. 具体的なプロセスを, **図6-3**の左から順番に, 枠の中に記載してください. なお, 枠は4つありますが, 5つ以上ある場合には, 枠を追加して記載してください(●制限時間5分間).

図6-3 プロセスを具体的に考える

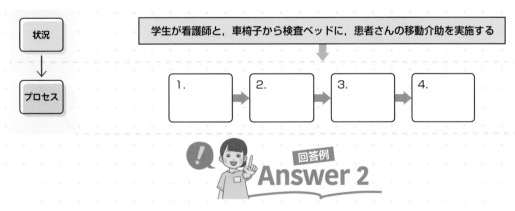

回答例では, 学生が看護師と, 検査室まで患者さんを車椅子で搬送し, 車椅子から検査ベッドに, 患者さんの移動介助を実施するというプロセスをイメージしています. 行動する順番に, 左から「検査室に車椅子で移動」「検査ベッド, 周辺の環境を確認」「車椅子から検査ベッドへ移動介助実施」「移動後の観察」というプロセスを挙げ, "見える化"しました.

回答例 プロセスを"見える化"する

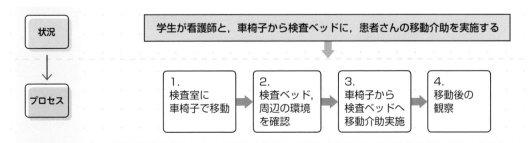

Question 3

次に，この"見える化"した複数のプロセスの中で，どれか1つのプロセスを選択し，焦点を当ててください．選択の基準は，「リスクが発生しやすいプロセス」，あるいは，「リスクが発生した場合，患者さんへの影響が大きいと思われるプロセス」などです（●制限時間3分間）．

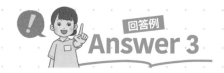

回答例では，「車椅子から検査ベッドへ移動介助実施」のプロセスに焦点を当てました．

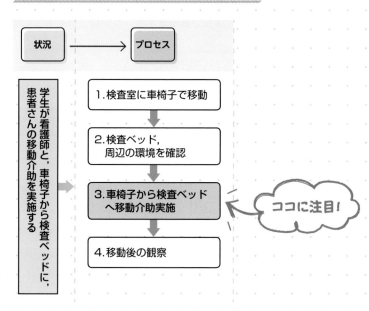

回答例　プロセスの1つを選択し，焦点を当てる

| 状況 | → | プロセス |

学生が看護師と，車椅子から検査ベッドに，患者さんの移動介助を実施する

1. 検査室に車椅子で移動
2. 検査ベッド，周辺の環境を確認
3. 車椅子から検査ベッドへ移動介助実施　← ココに注目！
4. 移動後の観察

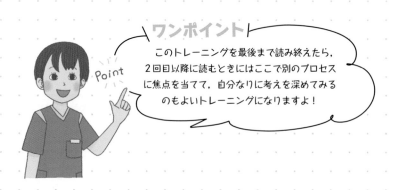

ワンポイント

Point　このトレーニングを最後まで読み終えたら，2回目以降に読むときにはここで別のプロセスに焦点を当てて，自分なりに考えを深めてみるのもよいトレーニングになりますよ！

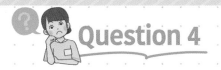

次に，この焦点を当てたプロセスについて，より詳しいプロセス（サブプロセス）を考えて，**図6-4**の枠の中に記載してください．なお，枠は4つありますが，5つ以上ある場合には，枠を追加して記載してください（●制限時間5分間）．

図6-4 焦点を当てたプロセスのサブプロセスを考える

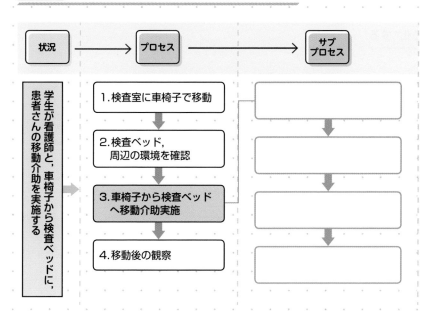

Traning 6

回答例

Answer 4

　回答例では，行動する順番に，上から「患者さんの状況に応じた介助方法を検討する」「学生の学習到達度に応じた介助方法を打ち合わせる」「患者さんの状態・予測したリスクに応じた確認をする」「移動介助実施中に発生する可能性のあるリスクへの対応を確認する」というサブプロセスを挙げ，"見える化"しました．「車椅子から検査ベッドへ移動介助実施」というプロセスは，詳しく書き表すと，このようなサブプロセスに"分解"できるということです．さらに，サブプロセスがある場合には，このように続けて記載します．

回答例 サブプロセスを"見える化"する

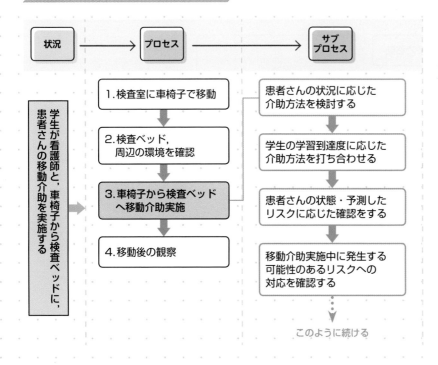

Question 5

　さらに，これらのサブプロセスの中で，どれか1つのサブプロセスを選択し，焦点を当ててください．選択の基準は，「リスクが発生しやすいサブプロセス」，あるいは，「リスクが発生した場合，患者さんへの影響が大きいと思われるサブプロセス」などです（●制限時間3分間）．

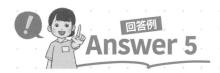

回答例
Answer 5

　回答例では，「学生の学習到達度に応じた介助方法を打ち合わせる」というサブプロセスに焦点を当てました．

回答例 ▶ サブプロセスの1つを選択し，焦点を当てる

Traning 6

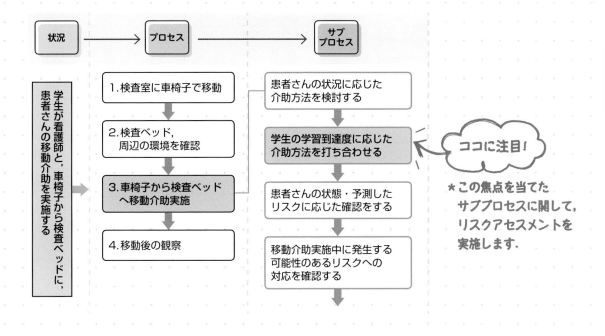

Question 6

この「学生の学習到達度に応じた介助方法を打ち合わせる」というサブプロセスで，発生する可能性のあるエラー（失敗）を1つ以上考えて，それらを**図6-5**にあるサブプロセスの右側の枠内に記載してください（●制限時間5分間）．

図6-5 発生する可能性のあるエラー（失敗）を考える

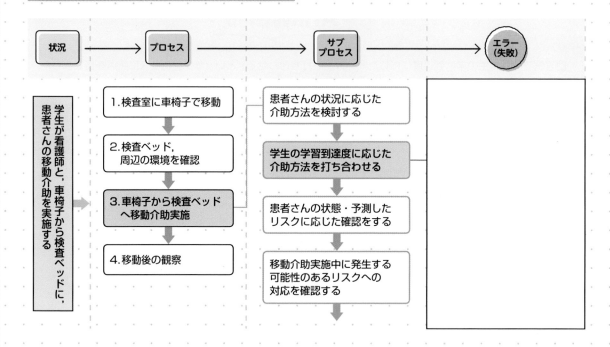

　回答例では，「看護師が，学生の学習到達度を把握していない」「事前に誰がどのように，という介助方法の打ち合わせをしない」「打ち合わせを実施したが，不足がある」「打ち合わせを実施したが，実際の移動時に学生が対応できない」などを挙げました．

回答例 ▶ **発生する可能性のあるエラー(失敗)を挙げる**

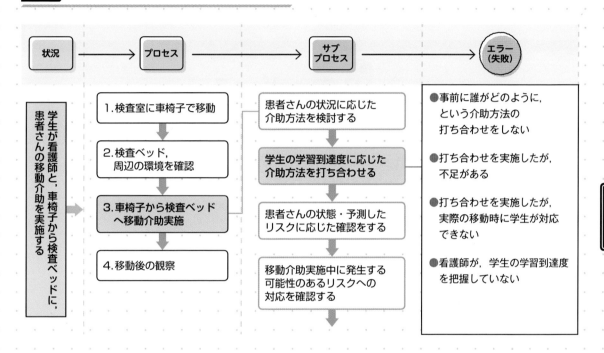

Traning 6

STEP 4 リスクの発生を未然防止するための対策を考える

Step 4 では，Step 3 で挙げたサブプロセスで発生する可能性のあるエラー（失敗）に対して，「そのエラー（失敗）が発生した結果，患者さんにどのような影響を及ぼすか（どのようなリスクの発生の可能性があるか）」を予測し，それらのリスクの発生を未然防止するための対策を考えます．

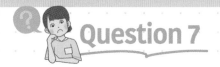

初めに，「そのエラー（失敗）が発生した結果，患者さんにどのような影響を及ぼすか（どのようなリスクの発生の可能性があるのか）」を予測します．Step 3 の Answer 6 のエラー（失敗）の中で，1 つを選択し，焦点を当ててください．選択の基準は，「リスクが発生しやすいエラー（失敗）」，あるいは，「リスクが発生した場合，患者さんへの影響が大きいと思われるエラー（失敗）」などです（●制限時間 3 分間）．

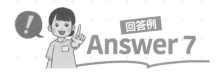

回答例では，「看護師が，学生の学習到達度を把握していない」というエラー（失敗）に焦点を当てました．

回答例 ▶ エラー（失敗）の 1 つを選択し，焦点を当てる

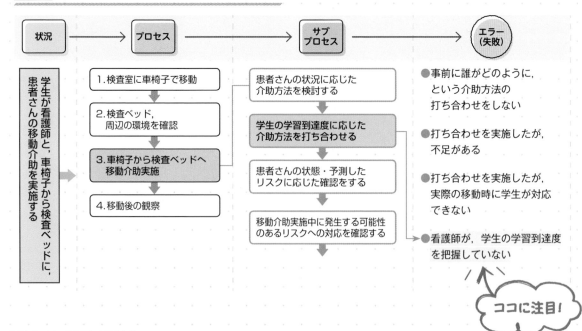

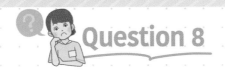

Question 8

次に，そのエラー（失敗）が発生した場合に予測される「患者さんに及ぼす影響」，あるいは「患者さんに発生する可能性のあるリスク」を考えてください．考えた内容を1つ以上，図6-6の「吹き出し」の中に記載してください（●制限時間5分間）．

図6-6 予測される「患者さんに及ぼす影響」を考える

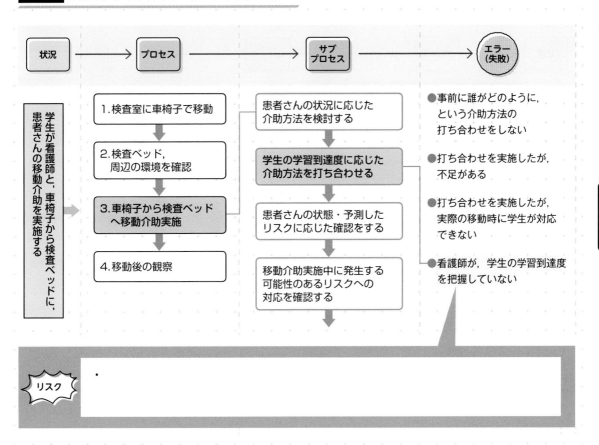

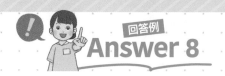

Answer 8

回答例では，「技術の未熟な学生と，学生の学習到達度を把握していない看護師の，2人での移動介助の実施を回避できないことで，移動介助時に下肢を保護できず，結果として患者さんが表皮剝離・打撲・骨折などの外傷を負う」を挙げました.

回答例 ▶ 予測される「患者さんに及ぼす影響」を挙げる

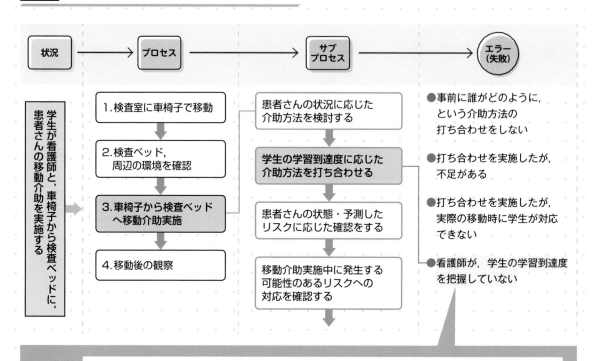

状況	プロセス	サブプロセス	エラー（失敗）

学生が看護師と，車椅子から検査ベッドに，患者さんの移動介助を実施する

1. 検査室に車椅子で移動
2. 検査ベッド，周辺の環境を確認
3. 車椅子から検査ベッドへ移動介助実施
4. 移動後の観察

- 患者さんの状況に応じた介助方法を検討する
- 学生の学習到達度に応じた介助方法を打ち合わせる
- 患者さんの状態・予測したリスクに応じた確認をする
- 移動介助実施中に発生する可能性のあるリスクへの対応を確認する

- ●事前に誰がどのように，という介助方法の打ち合わせをしない
- ●打ち合わせを実施したが，不足がある
- ●打ち合わせを実施したが，実際の移動時に学生が対応できない
- ●看護師が，学生の学習到達度を把握していない

リスク
- ・「技術の未熟な学生と，学生の学習到達度を把握していない看護師の，2人での移動介助の実施を回避できないことで，移動介助時に下肢を保護できず，結果として患者さんが表皮剝離・打撲・骨折などの外傷を負う」という**リスクの発生の可能性が予測される**

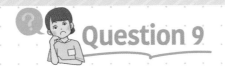

Question 9

ここでは，なぜ，患者さんにAnswer 8のようなリスクの発生の可能性が予測されるのか，という根拠を1つ以上考えて，図6-7の「吹き出し」の中に記載してください（●制限時間5分間）．

図6-7 リスクの発生の可能性が予測される根拠を考える

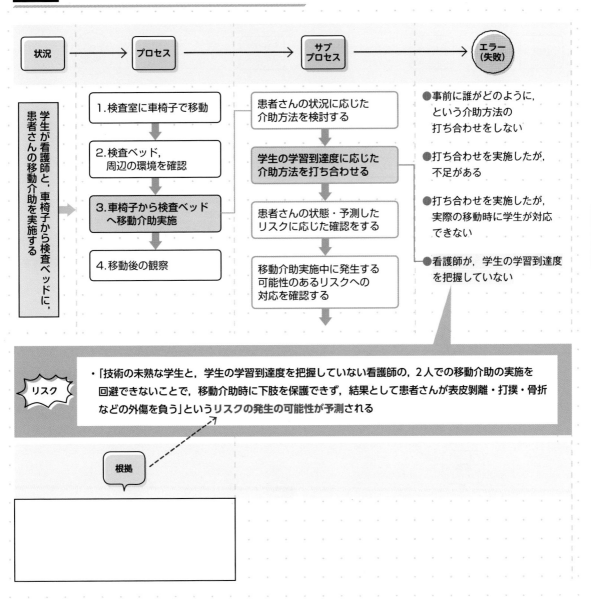

・「技術の未熟な学生と，学生の学習到達度を把握していない看護師の，2人での移動介助の実施を回避できないことで，移動介助時に下肢を保護できず，結果として患者さんが表皮剝離・打撲・骨折などの外傷を負う」という**リスクの発生の可能性が予測される**

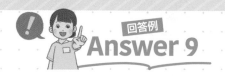

　回答例では、「看護師は職種経験が2年目であり、学生の指導者ではなく、学生の学習到達度を把握していなかった」「学生は、車椅子からの移動介助の技術が未熟だった」という情報があることを挙げました.

回答例 ▶ リスクの発生の可能性が予測される根拠を挙げる

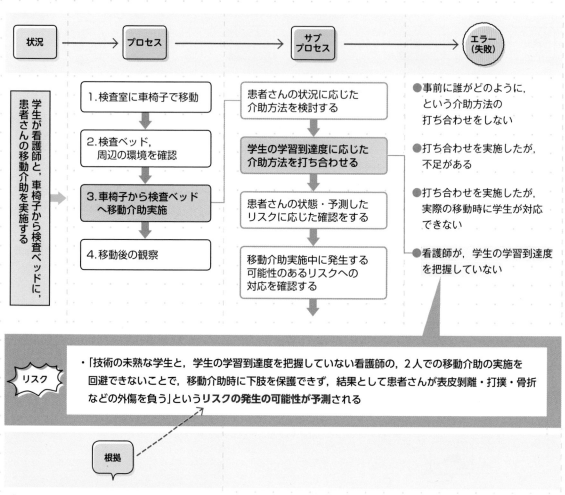

　次に、予測したリスクの発生を未然防止するための対策を考えます.

Question 10

防止対策を考える際，とくに，「技術の未熟な学生と，学生の学習到達度を把握していない看護師」という状況に着目します．そして，「2人での移動介助の実施を回避できないことで，移動介助時に下肢を保護できず，結果として患者さんが表皮剥離・打撲・骨折などの外傷を負う」というリスクの発生の可能性が予測された場合に，これを未然防止する対策を1つ以上考えて，図6-8の「防止対策」の枠の中に記載してください（●制限時間5分間）．

図6-8 リスクの発生を未然防止する対策を考える

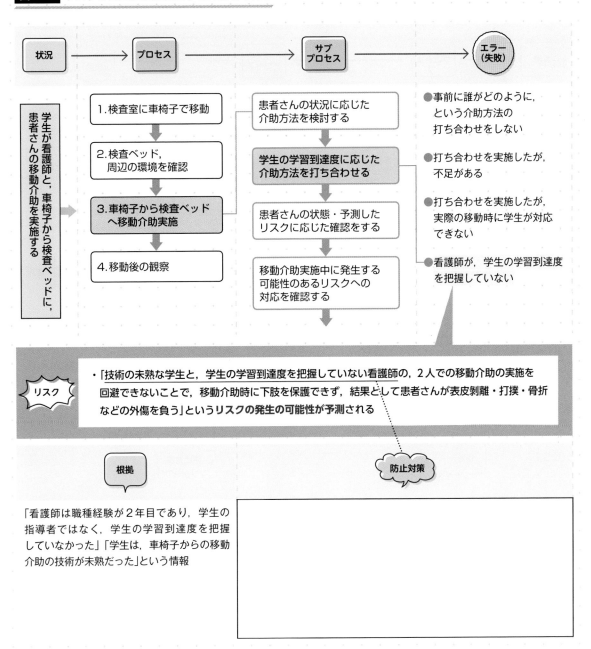

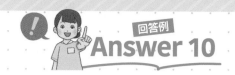

Answer 10

　回答例では，「学生が，検査室に移動する前に，今後の状況（検査室での移動介助実施）を予測し，自分の現在の学習到達度を鑑みて，移動介助の技術が未熟であることを指導者に伝え，対応を相談する」，「学生が，検査室で，車椅子から検査ベッドに，患者さんの移動介助を実施する前に，看護師と打ち合わせをして，自分の現在の学習到達度（移動介助の技術は未熟であること）を伝え，対応を相談する」，「看護師が，検査室に移動する前に，今後の状況（検査室での移動介助実施）を予測し，学生の学習到達度を確認し，移動介助の技術は未熟であることが判明したら，対応を考える」などを挙げました．

回答例 ▶ リスクの発生を未然防止する対策を挙げる

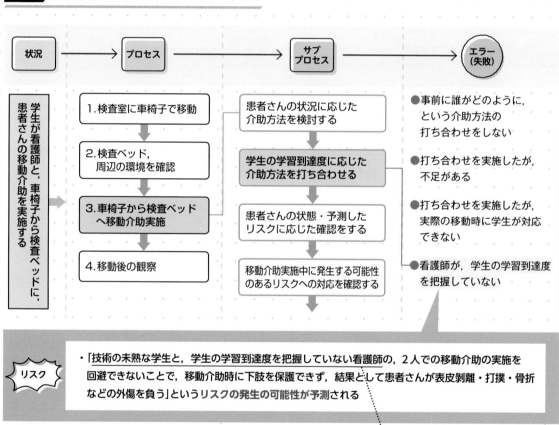

「看護師は職種経験が２年目であり，学生の指導者ではなく，学生の学習到達度を把握していなかった」「学生は，車椅子からの移動介助の技術が未熟だった」という情報

防止対策

● 学生が，検査室に移動する前に，今後の状況（検査室での移動介助実施）を予測し，自分の現在の学習到達度を鑑みて，移動介助の技術が未熟であることを指導者に伝え，対応を相談する

● 学生が，検査室で，車椅子から検査ベッドに，患者さんの移動介助を実施する前に，看護師と打ち合わせをして，自分の現在の学習到達度（移動介助の技術は未熟であること）を伝え，対応を相談する

● 看護師が，検査室に移動する前に，今後の状況（検査室での移動介助実施）を予測し，学生の学習到達度を確認し，移動介助の技術は未熟であることが判明したら，対応を考える

STEP 5 今後，期待する取り組み，得られた気づきをまとめる

　さて，ここまでで，学生のあなたなりの，リスクの発生の可能性の予測と防止対策を考えたところで，本事例のその後の経過をみてみましょう.

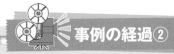

● 検査ベッドに移動後，患者さんが疼痛を訴えた

● その際に，看護師は床に血痕を発見した.

● 患者さんの全身を確認すると，右下腿に裂創（長さ16cm）を認めた.

● 医師に報告し，その後，縫合処置が実施された.

（日本医療機能評価機構 医療事故情報収集等事業 事例検索より抽出，一部改変）

　本事例では，実際には，看護学生が，移動介助の技術が未熟の状態で，看護師と，車椅子から検査ベッドに，患者さんの移動介助を実施し，患者さんが右下腿裂創を負うというアクシデントが発生しました.

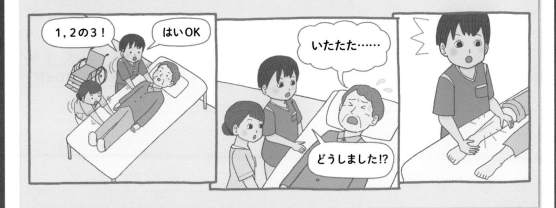

Traning 6

アクシデントの発生に影響したことを想定する

　学生の"不適切な移動介助"と，看護師が学生の学習到達度を把握していなかったこと，および2人での移動介助の実施を回避できなかったことが，今回のアクシデントの発生に影響したと想定されます．

　以上を踏まえて考えますと，学生が看護師と，車椅子から検査ベッドに，患者さんの移動介助を実施する場合，発生する可能性のあるリスクを予測することで，事前に，患者さんの状況（下肢の筋力低下，自力で立位保持困難，など）を鑑みた適切な移動介助の実施を検討し，検査室内の環境（検査機器の配置，など）や車椅子と検査ベッドとの位置関係などに配慮した移動介助を実施することが重要だと考えられます．

　看護師に，自分が実施する行為の学習到達度を伝達し，事前に移動介助に関して，対応を相談するなど，学生のあなたには，"不適切な移動介助"を回避するために，さまざまな工夫が求められています．

 ## トレーニングのまとめ

　このトレーニングでは，"不適切な移動介助"によるインシデント・アクシデントの発生を防止することや，"不適切な移動介助"が発生しても患者さんへの影響を最小にするためにはどのようにしたらよいかということを，具体的事例を用いて，さまざまな問いかけを行って展開しました．

＋　＋　＋

　インシデント・アクシデントの発生要因に焦点を当てた，このトレーニングを体験して，得られた気づきや，気づいた結果を活用してみましょう．今後，どのような実習を展開・継続するのか，個人として，あるいはグループとして取り組みたいことについて，考えをまとめて用紙に記載してください（●制限時間10分間）．

　Question11では，回答例は記載しません．学生のあなたが個人として，あるいはグループとして，気づいた結果に関する自由な記載を期待します．

トレーニングを終えて

"不適切な移動介助"に焦点を当てた，このトレーニングを体験して，どのような気づきが得られたでしょうか．人にはそれぞれ個性があります．たとえば，「慎重で，適切な移動介助を実施しようと工夫する」という傾向の人もいれば，「自分に自信があって，適切な移動介助を実施する工夫の必要性をあまり感じない」という傾向の人もいると思います．この場合，必ずしも，「慎重な人は"不適切な移動介助"によるインシデント・アクシデントを起こさない」，「自分に自信がある人が"不適切な移動介助"によるインシデント・アクシデントを起こす」という単純な話ではありません．

回答例でも説明したとおり，あなたがこのような状況に遭遇したときに，"不適切な移動介助"にならないように，リスクの発生の可能性へと考えを巡らせる視点が重要なのです．そして，「検査室に移動する前に，今後の状況（検査室での移動介助実施）を予測し，自分の現在の学習到達度を鑑みて，移動介助の技術が未熟であることを指導者に伝え，対応を相談する」，「検査室で，車椅子から検査ベッドに，患者さんの移動介助を実施する前に，看護師と打ち合わせをして，自分の現在の学習到達度（移動介助の技術は未熟であること）を伝え，対応を相談する」などの対策を実践できるか，ということを考えてみてください．"自分なら"具体的にどのような行動をするのかを想定しておくことが大切です．

このような，リスクの発生を未然防止する対策の実施によって，インシデント・アクシデントの発生の防止が期待できます．これらの発生を未然防止するために，あなたには"具体的な行動"が求められている点に気づけたのであれば，このトレーニングは終了です．

さらなるトレーニングを実施する場合

今回は，「学生が看護師と，車椅子から検査ベッドに，患者さんの移動介助を実施する」という状況での4つのプロセスにおいて，Step3で「車椅子から検査ベッドへ移動介助」というプロセスを選択し，トレーニングを展開してきました（**図6-9**）．ここで別のプロセスを選択して，同様のトレーニングを実施してもよいでしょう．反復学習で，学びを深めることも期待できます．

図6-9 焦点を当てたプロセスのサブプロセスを考える

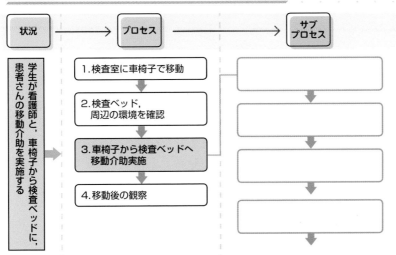

指導者・教員へのメッセージ

　学生には，実習する際，リスクの発生の可能性を予測してもらい，自ら「適切な移動介助を実施する」という意思決定をしたうえで，主体的な行動を望むことになります．しかし，これは“(適切な) 移動介助力”という，ひとつのスキルであり，身につけるためには，①適切な移動介助を実施しやすい環境を整える，②“(適切な) 移動介助力”育成トレーニングの実施，③移動介助を実施した後に，適切であったか否か，ともにチェックするかかわり，などの総合的な背景が重要です．ぜひ，学生の“(適切な) 移動介助力”を育むこれらの取り組みを期待します．

Training **7**

判断未実施

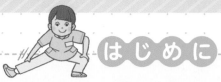

はじめに

　看護ケアを実施するにあたっては，さまざまな状況での判断が求められます．適切な判断をしっかりと実施することは，患者さんへの安全な看護の提供につながるため，実習でも繰り返し指導されることになります．しかし，現状では"判断未実施"にかかわるインシデント・アクシデントが発生しています．

　このトレーニングでは，「なぜ，適切な"判断未実施"によるインシデント・アクシデントの発生が防止できないのか？」を，具体的な事例を通して，学生のあなたに考えてもらいます．その考える過程で，自分が陥りやすい傾向に気づくことや，インシデント・アクシデントの発生を未然防止する対策を理解することがねらいです．

　このトレーニングでの体験によって，「リスクの発生は，（発生する前に）未然防止することが可能である」ということに気づいてください．あなたは実習中，"判断未実施"のためにヒヤリとした，ハッとしたことはありませんか？

あなたの現状をセルフチェック！

　トレーニング開始前に，セルフチェックをしましょう．このトレーニングでは，
・なぜ，適切な"判断未実施"によるインシデント・アクシデントの発生が防止できないのか，具体的に考える
・自分が陥りやすい傾向を知るために，具体的事例を活用して，発生する可能性のある"リスクを予測"し，その予測したリスク発生を未然防止する対策を考える
という体験をします．

　まず初めに，トレーニングを開始する前に，「"判断未実施"セルフチェックリスト（図7-1）」を活用して，現在のあなたの状況を評価（セルフチェック）してください．あなたは，いくつチェックがつくでしょうか（●制限時間2分間）．

図7-1　"判断未実施"セルフチェックリスト

check →

☐	なぜ，適切な判断を実施することが期待されているか理解している
☐	患者さんからの要望に対応した変更実施（適切な判断未実施）によって，どのようなリスクが発生するのか予測している
☐	患者さんからの要望で変更するか否か，どのように判断すべきか知っている
☐	患者さんからの要望に対応した変更実施（適切な判断未実施）によって，適切な結果が得られない場合に，どのような対応をするか知っている

結果の活用方法

　チェックが終了したら，「"判断未実施"に関するトレーニング前のあなたの現状評価」として，この記録を保存してください．チェックが「１つもつかない」「全部についた」など，いろいろあるかと思いますが，ここで評価する点はチェックの数ではありません．「"判断未実施"に関するあなたの現状」を自覚してもらうことが目的なのです．では，チェック終了後，Step１からトレーニングを開始しましょう．

STEP 1 "判断未実施"にかかわる事例の場面をイメージする

Step 1 では，日本医療機能評価機構のホームページ上にある，医療事故情報収集等事業の「事例検索」にて検索された事例の中から，"判断未実施"にかかわる事例（以下，本事例）を紹介します．

本事例を読んで，実習の具体的な場面を，頭の中にイメージとして思い浮かべてみましょう（●制限時間３分間）．

事例の経過①

● 実習５日目，看護学生は患者さん（70歳代，男性）の足浴を実施したいと，看護師に申し出た．

● 看護師は，足浴の方法を確認した．

● 看護学生は，ベッドサイドで実施する予定，と看護師に報告した．

● 看護師はほかの業務に従事するため，足浴は教員が看護学生の見守りを担当することになった．

● 看護学生と教員は足浴の準備のため訪室した．

● 患者さんは，足浴をベッドサイドではなく，ベッドの右側にあるひじ掛け椅子に座って実施したいと要望した．

● 看護学生と教員は，ベッドの右側にあるひじ掛け椅子のところで足浴の必要物品の準備をし，そのときは患者さんから目を離していた．

（日本医療機能評価機構 医療事故情報収集等事業 事例検索より抽出，一部改変）

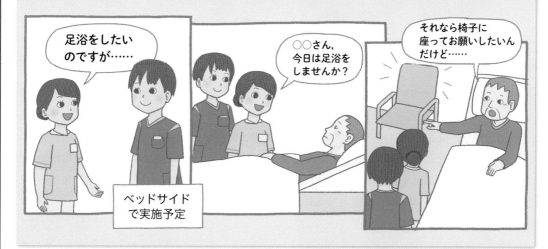

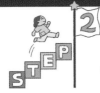

STEP 2 リスクの発生の可能性を予測する

本事例は,「学生が,教員の見守りのもと,患者さんに足浴を実施する」という状況です.Step 2 からStep 5 までの間に,11のQuestion（問いかけ）がありますので,回答を考えてください.回答は,「回答シート」の対応するところに記載してください.

Question 1

「学生が,教員の見守りのもと,患者さんに足浴を実施する」という状況において,どのような場面で,どのようなリスクの発生の可能性があるでしょうか？　発生する可能性のあるリスクを予測して,あなたの頭の中に浮かんだリスクを1つ以上挙げて,枠の中に記載してください（図7-2）（●制限時間5分間）.

図7-2 発生する可能性のあるリスクを予測する

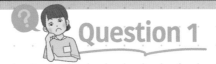

学生が,教員の見守りのもと,患者さんに足浴を実施する

Answer 1 回答例

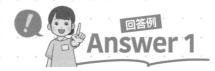

　回答例では,「足浴の準備中に,患者さんがベッドから動き出して転倒する」「足浴の準備中,患者さんから目を話して,患者さんの容態悪化に気づかない」「患者さんが足浴を拒否する」「足浴の実施中に,患者さんが坐位を保持できず,椅子からずり落ちる」などのリスクを挙げました.

　リスクは書けましたか？　では,予測したリスクの発生を未然防止するためには,どのような行動が求められるでしょうか.次のStepからは,実習のプロセスを"見える化"し,複数のプロセスの中で焦点を当てるところを決めて,リスクの発生を未然防止する対策を,順を追って考えます.

STEP 3 プロセスを"見える化"し，リスクアセスメントを実施する

Step 3 では，最初に実習のプロセスの"見える化"を実施し，その後，プロセスの1つに焦点を当てて，リスクアセスメントを実施します．

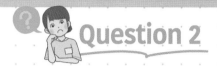

Step 2 で挙げた「学生が，教員の見守りのもと，患者さんに足浴を実施する」という状況において，学生と患者さんは，具体的にどのような行為を実施するのかを考えてください．状況をより細分化して，ひとつひとつの行為を"見える化"しましょう．具体的なプロセスを，図7-3 の左から順番に，枠の中に記載してください．なお，枠は5つありますが，6つ以上ある場合には，枠を追加して記載してください（●制限時間5分間）．

図7-3　プロセスを具体的に考える

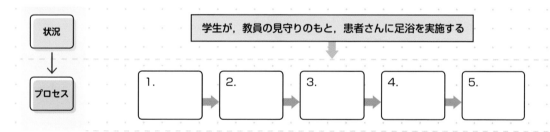

回答例では，学生が，実施方法を確認して患者さんに足浴を実施するというプロセスをイメージしています．行動する順番に，左から「実施方法の確認」「患者さんに説明実施」「足浴の準備」「足浴実施」「終了後の報告」というプロセスを挙げ，"見える化"しました．

回答例　プロセスを"見える化"する

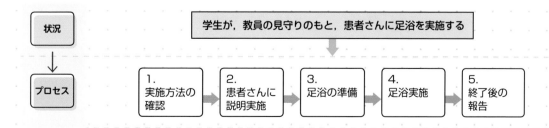

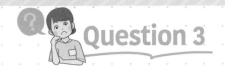

Question 3

　次に，この"見える化"した複数のプロセスの中で，どれか1つのプロセスを選択し，焦点を当ててください．選択の基準は，「リスクが発生しやすいプロセス」，あるいは，「リスクが発生した場合，患者さんへの影響が大きいと思われるプロセス」などです（●制限時間3分間）．

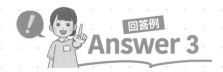

回答例
Answer 3

　回答例では，「患者さんに説明」のプロセスに焦点を当てました．

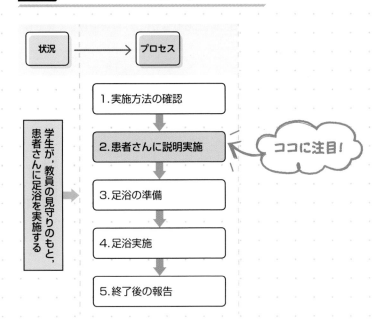

回答例 プロセスの1つを選択し，焦点を当てる

| 状況 | → | プロセス |

学生が，教員の見守りのもと，患者さんに足浴を実施する

1. 実施方法の確認
2. 患者さんに説明実施 ← ココに注目！
3. 足浴の準備
4. 足浴実施
5. 終了後の報告

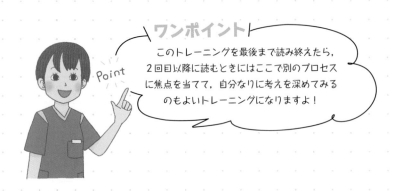

ワンポイント

Point　このトレーニングを最後まで読み終えたら，2回目以降に読むときにはここで別のプロセスに焦点を当てて，自分なりに考えを深めてみるのもよいトレーニングになりますよ！

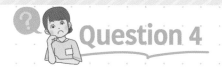

Question 4

次に，この焦点を当てたプロセスについて，より詳しいプロセス（サブプロセス）を考えて，**図7-4**の枠の中に記載してください．なお，枠は4つありますが，5つ以上ある場合には，枠を追加して記載してください（●制限時間5分間）．

図7-4 焦点を当てたプロセスのサブプロセスを考える

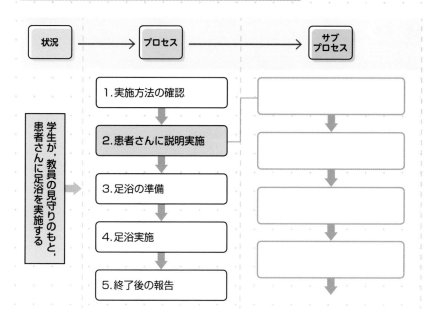

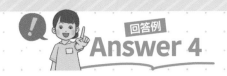

回答例では，行動する順番に，上から「患者さんに足浴の実施と実施方法を説明する」「患者さんの反応を確認し，患者さんからの要望を検討する」「変更した方法で発生する可能性のあるリスクを含めて判断を実施する」「発生する可能性のあるリスクも含めて患者さんに説明する」というサブプロセスを挙げ，"見える化"しました．「患者さんに説明実施」というプロセスは，詳しく書き表すと，このようなサブプロセスに"分解"できるということです．さらに，サブプロセスがある場合には，このように続けて記載します．

回答例 ▶ サブプロセスを"見える化"する

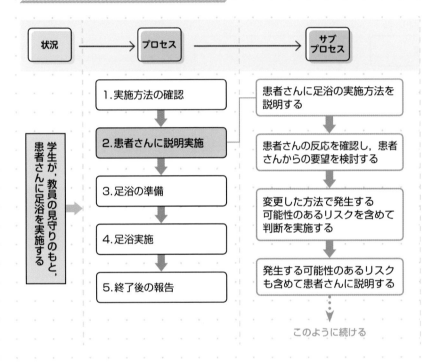

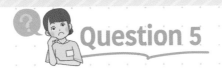

Question 5

　さらに，これらのサブプロセスの中で，どれか1つのサブプロセスを選択し，焦点を当ててください．選択の基準は，「リスクが発生しやすいサブプロセス」，あるいは，「リスクが発生した場合，患者さんへの影響が大きいと思われるサブプロセス」などです（●制限時間3分間）．

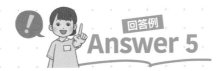

回答例
Answer 5

　回答例では，「変更した方法で発生する可能性のあるリスクを含めて判断を実施する」というサブプロセスに焦点を当てました．

回答例 ▶ サブプロセスの1つを選択し，焦点を当てる

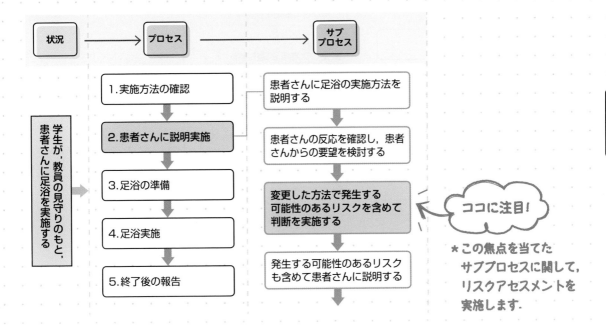

　この「変更した方法で発生する可能性のあるリスクを含めて判断を実施する」というサブプロセスで，発生する可能性のあるエラー（失敗）を1つ以上考えて，それらを図7-5にあるサブプロセスの右側の枠内に記載してください（●制限時間5分間）．

図7-5 発生する可能性のあるエラー（失敗）を考える

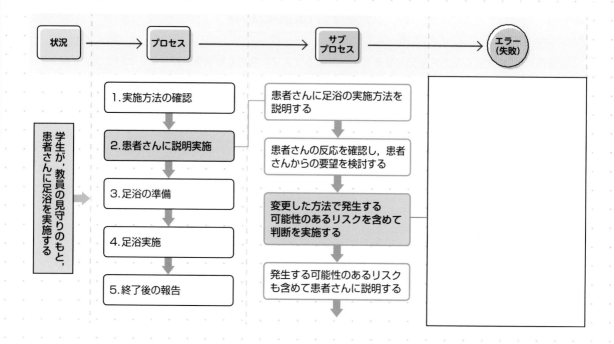

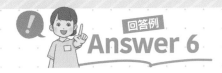

Answer 6 回答例

　回答例では，「変更した方法で発生する可能性のあるリスクを予測していない」「患者さんの要望だけで変更して，適切な判断を実施しない」「変更した方法で発生する可能性のあるリスクへの対策を考えていない」「事前に実施方法を確認した後に，看護師に相談せずに変更してしまう」などを挙げました．

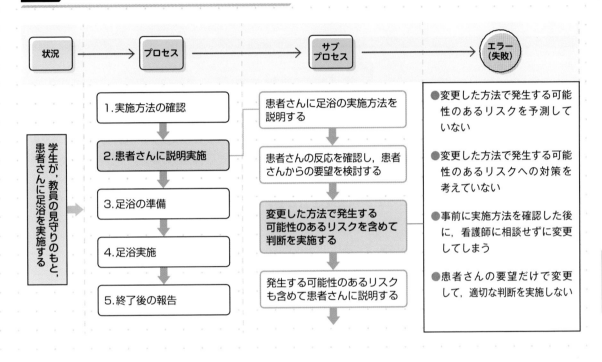

STEP 4 リスクの発生を未然防止するための対策を考える

Step 4 では，Step 3 で挙げたサブプロセスで発生する可能性のあるエラー (失敗) に対して，「そのエラー (失敗) が発生した結果，患者さんにどのような影響を及ぼすか (どのようなリスクの発生の可能性があるか)」を予測し，それらのリスクの発生を未然防止するための対策を考えます．

初めに，「そのエラー (失敗) が発生した結果，患者さんにどのような影響を及ぼすか (どのようなリスクの発生の可能性があるのか)」を予測します．Step 3 の Answer 6 のエラー (失敗) の中で，1 つを選択し，焦点を当ててください．選択の基準は，「リスクが発生しやすいエラー (失敗)」，あるいは，「リスクが発生した場合，患者さんへの影響が大きいと思われるエラー (失敗)」などです (●制限時間 3 分間).

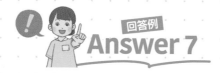

回答例では，「患者さんの要望だけで変更して，適切な判断を実施しない」というエラー (失敗) に焦点を当てました．

回答例 エラー(失敗)の1つを選択し，焦点を当てる

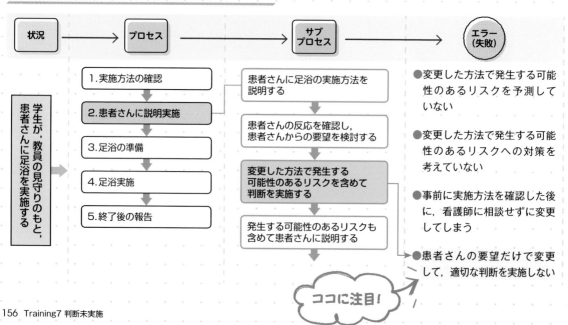

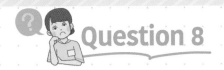

Question 8

　次に，そのエラー（失敗）が発生した場合に予測される「患者さんに及ぼす影響」，あるいは「患者さんに発生する可能性のあるリスク」を考えてください．考えた内容を1つ以上，図7-6 の「吹き出し」の中に記載してください（●制限時間5分間）．

図7-6 予測される「患者さんに及ぼす影響」を考える

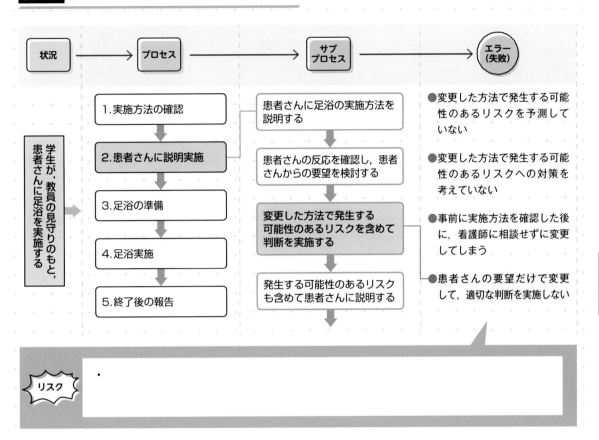

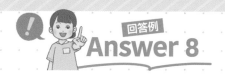

　回答例では，「学生が実施方法の変更によるリスクの発生を予測できずに，患者さんの要望で実施方法を変更する状況が回避できないことで，移動中に転倒し，結果として患者さんが表皮剥離・打撲・骨折などの外傷を負う」を挙げました．

回答例 ▶ 予測される「患者さんに及ぼす影響」を挙げる

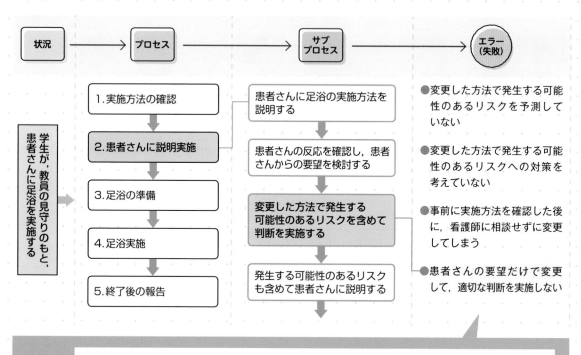

状況	プロセス	サブプロセス	エラー（失敗）
学生が，教員の見守りのもと，患者さんに足浴を実施する	1. 実施方法の確認	患者さんに足浴の実施方法を説明する	●変更した方法で発生する可能性のあるリスクを予測していない
	2. 患者さんに説明実施	患者さんの反応を確認し，患者さんからの要望を検討する	●変更した方法で発生する可能性のあるリスクへの対策を考えていない
	3. 足浴の準備	変更した方法で発生する可能性のあるリスクを含めて判断を実施する	●事前に実施方法を確認した後に，看護師に相談せずに変更してしまう
	4. 足浴実施	発生する可能性のあるリスクも含めて患者さんに説明する	●患者さんの要望だけで変更して，適切な判断を実施しない
	5. 終了後の報告		

リスク

・「学生が実施方法の変更によるリスクの発生を予測できずに，患者さんの要望で実施方法を変更する状況が回避できないことで，移動中に転倒し，結果として患者さんが表皮剥離・打撲・骨折などの外傷を負う」という**リスクの発生の可能性が予測される**

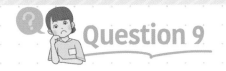

Question 9

ここでは，なぜ，患者さんにAnswer 8のようなリスク発生の可能性が予測されるのか，という根拠を1つ以上考えて，図7-7の「吹き出し」の中に記載してください（●制限時間5分間）.

図7-7 リスクの発生の可能性が予測される根拠を考える

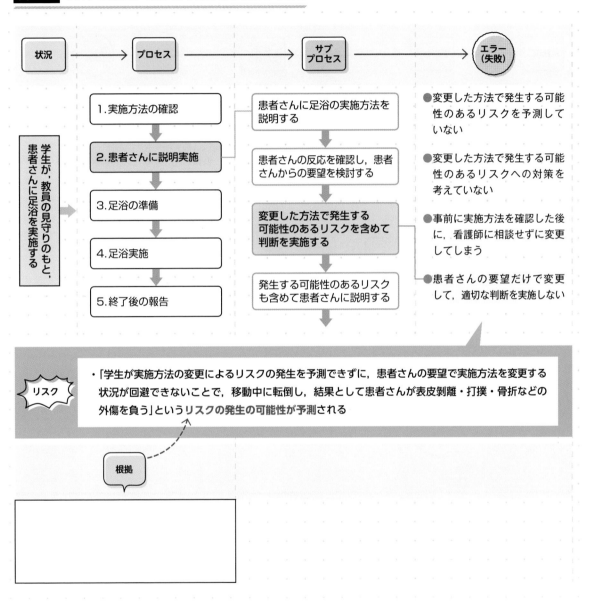

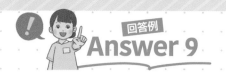

Answer 9 回答例

　回答例では，「学生と教員は，ベッドの右側にあるひじ掛け椅子のところで足浴の必要物品の準備をし，そのときは患者さんから目を離していた」という情報があることを挙げました．

回答例 ▶ **リスクの発生の可能性が予測される根拠を挙げる**

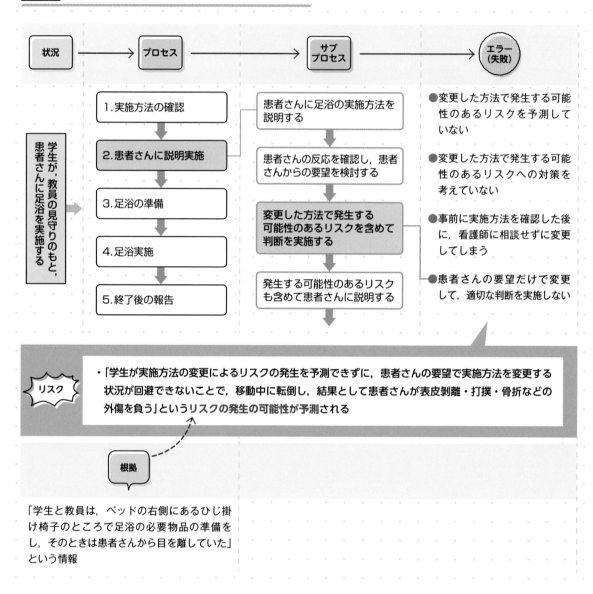

　次に，予測したリスクの発生を未然防止するための対策を考えます．

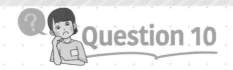

Question 10

防止対策を考える際，とくに，「学生が実施方法の変更によるリスクの発生を予測できない」という状況に着目します．そして，「患者さんの要望で実施方法を変更する状況が回避できないことで，移動中に転倒し，結果として患者さんが表皮剥離・打撲・骨折などの外傷を負う」というリスクの発生の可能性が予測された場合に，これを未然防止する対策を1つ以上考えて，**図7-8**の「防止対策」の枠の中に記載してください（●制限時間5分間）．

図7-8 リスクの発生を未然防止する対策を考える

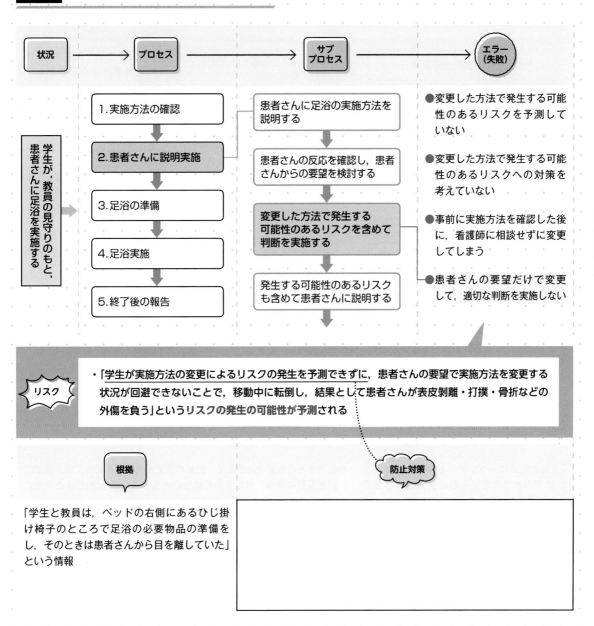

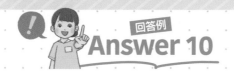

　　回答例では，「患者さんの要望を踏まえて，計画の変更を判断する場合には，事前に計画変更に伴って発生する可能性のあるリスクを予測（リスクアセスメントを実施）して判断を実施する」，「患者さんの要望のままに計画を変更してよいのか否か，事前に指導者・教員に確認してから判断を実施する」などを挙げました.

回答例 ▶ リスクの発生を未然防止する対策を挙げる

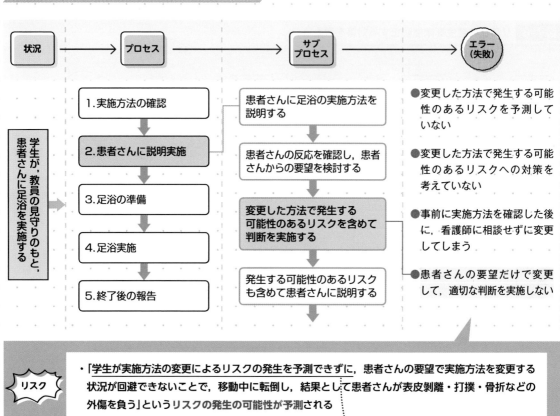

| 状況 | → | プロセス | → | サブプロセス | → | エラー（失敗） |

学生が，教員の見守りのもと，患者さんに足浴を実施する

- 1. 実施方法の確認
- 2. 患者さんに説明実施
- 3. 足浴の準備
- 4. 足浴実施
- 5. 終了後の報告

- 患者さんに足浴の実施方法を説明する
- 患者さんの反応を確認し，患者さんからの要望を検討する
- 変更した方法で発生する可能性のあるリスクを含めて判断を実施する
- 発生する可能性のあるリスクも含めて患者さんに説明する

- ●変更した方法で発生する可能性のあるリスクを予測していない
- ●変更した方法で発生する可能性のあるリスクへの対策を考えていない
- ●事前に実施方法を確認した後に，看護師に相談せずに変更してしまう
- ●患者さんの要望だけで変更して，適切な判断を実施しない

リスク
- 「学生が実施方法の変更によるリスクの発生を予測できずに，患者さんの要望で実施方法を変更する状況が回避できないことで，移動中に転倒し，結果として患者さんが表皮剥離・打撲・骨折などの外傷を負う」というリスクの発生の可能性が予測される

根拠

「学生と教員は，ベッドの右側にあるひじ掛け椅子のところで足浴の必要物品の準備をし，そのときは患者さんから目を離していた」という情報

防止対策

- ●患者さんの要望を踏まえて，計画の変更を判断する場合には，事前に計画変更に伴って発生する可能性のあるリスクを予測（リスクアセスメントを実施）して判断を実施する
- ●患者さんの要望のままに計画を変更してよいのか否か，事前に指導者・教員に確認してから判断を実施する

STEP 5 今後，期待する取り組み，得られた気づきをまとめる

　さて，ここまでで，学生のあなたなりの，リスクの発生の可能性の予測と防止対策を考えたところで，本事例のその後の経過をみてみましょう．

事例の経過②

- 患者さんはベッドの左側に端坐位でスリッパを履いて座っていたが，足浴の場所に向かおうとしてベッドから立ち上がり４，５歩，歩いたところでバランスを崩した．
- そのままゆっくり後ろ向きに倒れ，頭を洗面台にぶつけて滑り落ちるように倒れた．
- 患者さんは，右殿部を下に倒れており，後頭部に２か所，約１cmの表皮剥離があった．
- 患者さんは，「足浴のため，椅子のあるほうに向かおうと立って，数歩のところでめまいがして，そこにカーテンがあったからそれをつかみ，転んだ．後頭部は，洗面台にぶつけてそのまま仰向けに転んだ」「いつもは，ベッドに座って少しゆっくりしてから立つようにしていたが，今回は，座っている時間が短かったかもしれない」と話した．
- 教員は，直ちに看護師長に報告をした．
- 医師に報告し，後頭部の表皮剥離部を消毒し，保護テープで固定し，ガーゼ保護した．
- 骨盤CT検査が実施され，恥骨骨折，坐骨骨折と診断された．
- アクシデント発生の背景要因としては，以下のことが明らかになった．
- 看護学生および教員は，足浴の準備中に，患者さんに，準備が終わるまでベッドに座って待つよう声かけをしなかった．
- 教員は，患者さんに起立性低血圧や貧血があることは把握していたが，トイレへの歩行も自立していたため，患者さんがベッドから立ち上がり４，５歩，歩く姿をみかけたが，転倒を予測した対応ができなかった．
- 看護師は，患者さんの足浴を実施する看護学生および教員に，患者さんの歩行時の見守りを強化する必要性などの情報提供が不足していた．
- 患者さんは，歩行時にスリッパを履いていた．
- 患者さんは，化学療法を開始しており，めまいや歩行時のふらつきの自覚が強い時期であった．

（日本医療機能評価機構 医療事故情報収集等事業 事例検索より抽出，一部改変）

　本事例では，実際には，患者さんが足浴を実施する場所の変更を要望し，患者さんが足浴の場所に向かおうとして歩いたところで転倒し，表皮剥離（後頭部），および恥骨と坐骨を骨折するというアクシデントが発生しました．

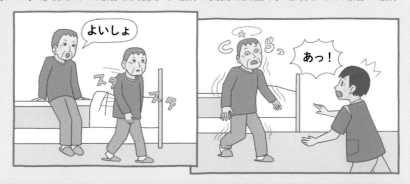

Traning 7

アクシデントの発生に影響したことを想定する

　本事例では，足浴を実施する場所を，"患者さんの要望で変更"しましたが，その際に，学生・教員に適切な"判断未実施"があったことが想定されます.

　学生は，「ベッドサイドで足浴を実施する予定」ということを看護師に報告し，許可を得ていたと思われますが，患者さんの「足浴をベッドサイドではなく，ベッドの右側にあるひじ掛け椅子に座って実施したい」という要望を受けて，変更を了承し，準備をしたと思われます.

　もちろん，患者さんの要望に対応しようという姿勢は悪くありませんが，患者さんの「足浴をベッドサイドではなく，ベッドの右側にあるひじ掛け椅子に座って実施したい」という要望の理由は，確認していません.

　さらに，「ベッドサイドでの足浴」から「ベッドの右側にあるひじ掛け椅子に座って足浴」に変更することについては，適切な判断が存在しないことに，学生も教員も気づいていないと思われます.

　この変更による大きな違いは，「ベッドサイドでの足浴」は，患者さんの移動がないことに対して，「ベッドの右側にあるひじ掛け椅子に座って足浴」は，患者さんの移動が必要になることです.

　この変更による大きな違いを認識して，計画の変更時には，事前にリスクアセスメントを実施し，適切な防止対策の検討が必須ですが，本事例では，その実施が伺えず，事前に，看護師に報告した計画を変更して実施することを，看護師に報告せずに，計画をその場で変更することが回避できなかったことが，今回のアクシデントの発生に影響したと想定されます.

　本事例では，計画の変更による大きな違いを認識し，計画変更時には，事前にリスクアセスメントを実施し，適切な防止対策の検討が必須であること，適切な判断を実施し，「患者さんの要望で，計画を変更してもよいのか？」という疑問をもつことなどが大切です.

トレーニングのまとめ

　このトレーニングでは，適切な"判断未実施"によるインシデント・アクシデントの発生を防止することや，"判断未実施"が発生しても患者さんへの影響を最小にするためにはどのようにしたらよいかということを，具体的事例を用いて，さまざまな問いかけを行って展開しました.

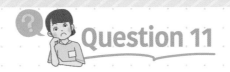

Question 11

インシデント・アクシデントの発生要因に焦点を当てた，このトレーニングを体験して，得られた気づきや，気づいた結果を活用してみましょう．今後，どのような実習を展開・継続するのか，個人として，あるいはグループとして取り組みたいことについて，考えをまとめて用紙に記載してください（●制限時間10分間）．

Question11では，回答例は記載しません．学生のあなたが個人として，あるいはグループとして，気づいた結果に関する自由な記載を期待します．

トレーニングを終えて

適切な"判断未実施"に焦点を当てた，このトレーニングを体験して，どのような気づきが得られたでしょうか．人にはそれぞれ個性があります．たとえば，「慎重で，判断を実施する前にリスクアセスメントを実施する」という傾向の人もいれば，「自分に自信があって，自分の判断が適切であるか検証する必要性をあまり感じない」という傾向の人もいると思います．この場合，必ずしも，「慎重な人は"判断未実施"によるインシデント・アクシデントを起こさない」，「自分に自信がある人が"判断未実施"によるインシデント・アクシデントを起こす」という単純な話ではありません．

回答例でも説明したとおり，あなたがこのような状況に遭遇したときに，"判断未実施"に陥らないように，リスクの発生の可能性へと考えを巡らせる視点が重要なのです．そして，「患者さんの要望を踏まえて，計画の変更を判断する場合には，事前に計画変更に伴って発生する可能性のあるリスクを予測（リスクアセスメントを実施）して判断を実施する」，「患者さんの要望のままに計画を変更してよいのか否か，事前に指導者・教員に確認してから判断を実施する」などの対策を実践できるか，ということを考えてみてください．"自分なら"具体的にどのような行動をするのかを想定しておくことが大切です．

このような，リスクの発生を未然防止する対策の実施によって，インシデント・アクシデントの発生の防止が期待できます．これらの発生を未然防止するために，あなたには"具体的な行動"が求められている点に気づけたのであれば，このトレーニングは終了です．

さらなるトレーニングを実施する場合

　今回は，「学生が，教員の見守りのもと，患者さんに足浴を実施する」という状況での5つのプロセスにおいて，Step 3で「患者さんに説明」というプロセスを選択し，トレーニングを展開してきました（**図7-9**）．ここで別のプロセスを選択して，同様のトレーニングを実施してもよいでしょう．反復学習で，学びを深めることも期待できます．

図7-9 焦点を当てたプロセスのサブプロセスを考える

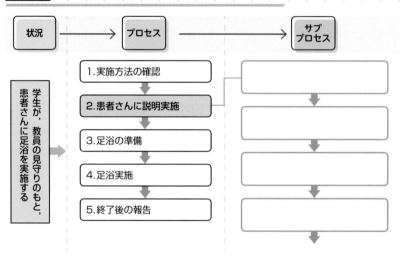

指導者・教員へのメッセージ

　学生には，実習する際，リスクの発生の可能性を予測してもらい，自ら「判断を実施する」という意思決定をしたうえで，主体的な行動を望むことになります．しかし，これは"判断力"という，ひとつのスキルであり，身につけるためには，①判断を実施する前に，その内容を確認しやすい環境を整える，②"判断力"育成トレーニングの実施，③判断を実施後に，ともにチェックするかかわり，などの総合的な背景が重要です．ぜひ，学生の"判断力"を育むこれらの取り組みを期待します．

　また，学生が指導者・教員に計画を伝える場は，指導者・教員にとっては単なる伝達を受ける場ではなく，学生が提案した内容に対して，具体的な実施方法を確認し，学生の想定外のリスクを指摘して対策を確認する場であり，その結果，計画の変更を指導する場になると考えます．変更を許可するのであれば，実施の際には，"見守り"だけではなく，発生する可能性のあるリスクを認識し，リスクが発生した場合の対応を含めて，事前に十分検討しておくことが求められます．

Training **8**

疑問力の不足

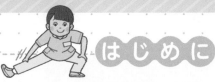

はじめに

　看護ケアを実施するにあたっては，さまざまな状況の中で浮かんだ疑問に，適切に対応する力（疑問力）が求められます．浮かんだ疑問にしっかりと対応することは，患者さんへの安全な看護の提供につながるため，実習でも繰り返し指導されることになります．しかし，現状では"疑問力の不足"にかかわるインシデント・アクシデントが発生しています．

　このトレーニングでは，「なぜ，"疑問力の不足"によるインシデント・アクシデントの発生が防止できないのか？」を，具体的な事例を通して，学生のあなたに考えてもらいます．その考える過程で，自分が陥りやすい傾向に気づくことや，インシデント・アクシデントの発生を未然防止する対策を理解することがねらいです．

　このトレーニングでの体験によって，「リスクの発生は，（発生する前に）未然防止することが可能である」ということに気づいてください．あなたは実習中，"疑問力の不足"のためにヒヤリとした，ハッとしたことはありませんか？

あなたの現状をセルフチェック！

　トレーニング開始前に，セルフチェックをしましょう．このトレーニングでは，
・なぜ，"疑問力の不足"によるインシデント・アクシデントの発生が防止できないのかに，具体的に考える
・自分が陥りやすい傾向を知るために，具体的事例を活用して，発生する可能性のある"リスクを予測"し，その予測したリスクの発生を未然防止する対策を考える
という体験をします．

　まず初めに，トレーニングを開始する前に，「"疑問力の不足"セルフチェックリスト（**図8-1**）」を活用して，現在のあなたの状況を評価（セルフチェック）してください．あなたは，いくつチェックがつくでしょうか（●制限時間2分間）．

図8-1 "疑問力の不足"セルフチェックリスト

☐	なぜ，適切な疑問力を発揮することが期待されているか理解している
☐	疑問力の不足によって，どのようなリスクが発生するのか予測している
☐	どのような状況で疑問力を発揮し，いつ（どのタイミングで），誰に，何を，どのように確認すべきか知っている
☐	疑問力を発揮しても，適切な結果が得られない場合に，どのような対応をするか知っている

結果の活用方法

　チェックが終了したら，「"疑問力の不足"に関するトレーニング前のあなたの現状評価」として，この記録を保存してください．チェックが「1つもつかない」「全部についた」など，いろいろあるかと思いますが，ここで評価する点はチェックの数ではありません．「"疑問力の不足"に関するあなたの現状」を自覚してもらうことが目的なのです．では，チェック終了後，Step 1 からトレーニングを開始しましょう．

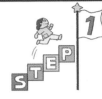

“疑問力の不足”にかかわる事例の場面をイメージする

Step 1 では，日本医療機能評価機構のホームページ上にある，医療事故情報収集等事業の「事例検索」にて検索された事例の中から，“疑問力の不足”にかかわる事例（以下，本事例）を紹介します．

本事例を読んで，実習の具体的な場面を，頭の中にイメージとして思い浮かべてみましょう（●制限時間 3 分間）．

事例の経過①

- 看護学生は，小脳萎縮症があり，構語障害・歩行障害のある患者さん（70歳代，男性）を受け持った．

- 看護学生と指導者が，検温と血圧測定のため，患者さんの部屋に訪室した．

- 患者さんは，ベッドの足側に長坐位で座っていたが，あぐら姿勢になり，看護学生のほうを向いた．

- 看護学生が「血圧測定をします」と伝えたところ，患者さんが右手を差し出した．

- 看護学生は，臥位での血圧測定を計画していたが，患者さんがあぐらを組んだ姿勢のまま腕を差し出したため，そのまま測定しようと思い，マンシェットを巻こうとした．

（日本医療機能評価機構 医療事故情報収集等事業 事例検索より抽出，一部改変）

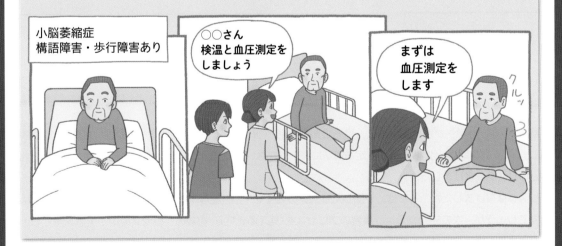

STEP 2 リスクの発生の可能性を予測する

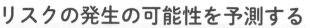

　本事例は,「学生が,指導者の見守りのもと,患者さんに血圧測定を実施する」という状況です. Step 2 からStep 5 までの間に, 11のQuestion (問いかけ) がありますので, 回答を考えてください. 回答は,「回答シート」の対応するところに記載してください.

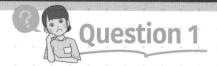

Question 1

　「学生が,指導者の見守りのもと,患者さんに血圧測定を実施する」という状況において,どのような場面で, どのようなリスクの発生の可能性があるでしょうか? 発生する可能性のあるリスクを予測して, あなたの頭の中に浮かんだリスクを1つ以上挙げて, 枠の中に記載してください (図8-2) (●制限時間5分間).

図8-2 発生する可能性のあるリスクを予測する

> 学生が, 指導者の見守りのもと, 患者さんに血圧測定を実施する

Answer 1 回答例

　回答例では,「学生が血圧測定中に,患者さんの容態が悪化する」「患者さんが血圧測定の実施を拒否する (協力してくれない)」「学生が,血圧測定を適切に実施できない」「血圧計が故障して,血圧測定を実施できない」などのリスクを挙げました.

　リスクは書けましたか? では, 予測したリスクの発生を未然防止するためには, どのような行動が求められるでしょうか. 次のStepからは, 実習のプロセスを"見える化"し, 複数のプロセスの中で焦点を当てるところを決めて, リスクの発生を未然防止する対策を, 順を追って考えます.

プロセスを"見える化"し，リスクアセスメントを実施する

Step 3 では，最初に実習のプロセスの"見える化"を実施し，その後，プロセスの 1 つに焦点を当てて，リスクアセスメントを実施します．

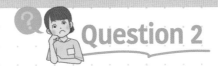

Step 2 で挙げた「学生が，指導者の見守りのもと，患者さんに血圧測定を実施する」という状況において，学生と患者さんは，具体的にどのような行為を実施するのかを考えてください．状況をより細分化して，ひとつひとつの行為を"見える化"しましょう．具体的なプロセスを，**図8-3**の左から順番に，枠の中に記載してください．なお，枠は 5 つありますが，6 つ以上ある場合には，枠を追加して記載してください（●制限時間5分間）．

図8-3 プロセスを具体的に考える

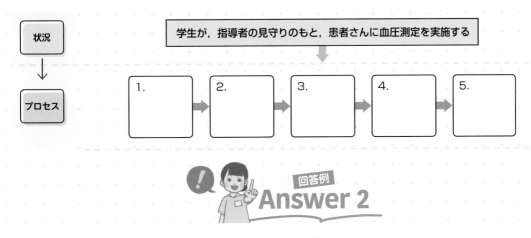

Answer 2 回答例

回答例では，学生が，指導者の見守りのもと，患者さんに血圧測定を実施するというプロセスをイメージしています．行動する順番に，左から「指示の確認」「計画調整し，指導を受ける」「患者さんへの説明実施」「血圧測定実施」「終了後の報告」というプロセスを挙げ，"見える化"しました．

回答例 プロセスを"見える化"する

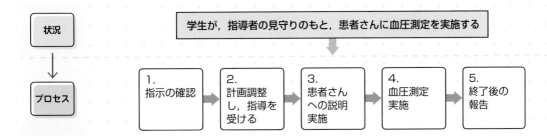

Question 3

次に，この"見える化"した複数のプロセスの中で，どれか1つのプロセスを選択し，焦点を当ててください．選択の基準は，「リスクが発生しやすいプロセス」，あるいは，「リスクが発生した場合，患者さんへの影響が大きいと思われるプロセス」などです（●制限時間3分間）．

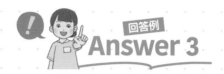

回答例 **Answer 3**

回答例では，「血圧測定実施」のプロセスに焦点を当てました．

回答例 ▶ プロセスの1つを選択し，焦点を当てる

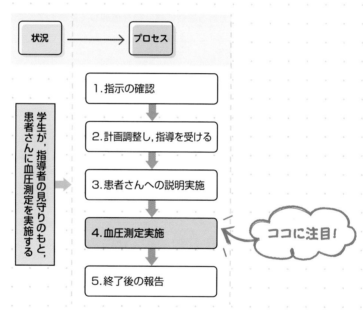

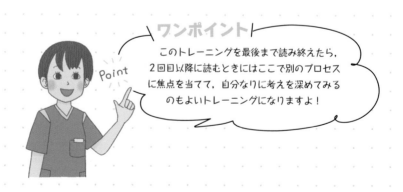

ワンポイント

このトレーニングを最後まで読み終えたら，2回目以降に読むときにはここで別のプロセスに焦点を当てて，自分なりに考えを深めてみるのもよいトレーニングになりますよ！

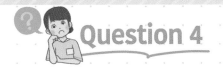

Question 4

次に，この焦点を当てたプロセスについて，より詳しいプロセス（サブプロセス）を考えて，**図8-4**の枠の中に記載してください．なお，枠は4つありますが，5つ以上ある場合には，枠を追加して記載してください（●制限時間5分間）．

図8-4 焦点を当てたプロセスのサブプロセスを考える

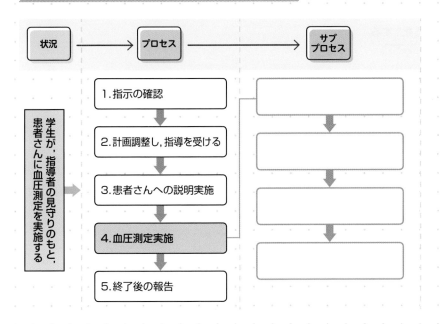

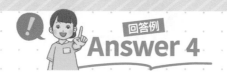

　回答例では，行動する順番に，上から「血圧測定実施の環境整備と患者さんの準備を確認する」「正確な測定が可能な状況か確認する」「実施中に発生する可能性のあるリスクを確認する」「発生する可能性のあるリスクへの対応を確認する」というサブプロセスを挙げ，"見える化"しました．「血圧測定実施」というプロセスは，詳しく書き表すと，このようなサブプロセスに"分解"できるということです．さらに，サブプロセスがある場合には，このように続けて記載します．

回答例 ▶ サブプロセスを"見える化"する

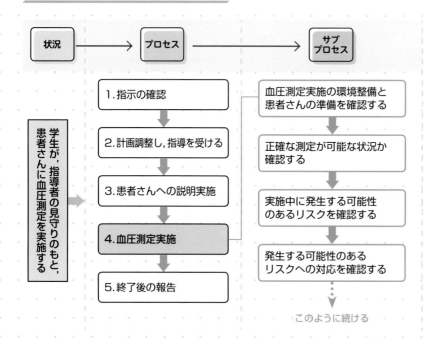

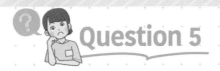

Question 5

さらに，これらのサブプロセスの中で，どれか1つのサブプロセスを選択し，焦点を当ててください．選択の基準は，「リスクが発生しやすいサブプロセス」，あるいは，「リスクが発生した場合，患者さんへの影響が大きいと思われるサブプロセス」などです（●制限時間3分間）．

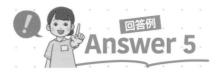

回答例では，「正確な測定が可能な状況か確認する」というサブプロセスに焦点を当てました．

回答例 ▶ サブプロセスの1つを選択し，焦点を当てる

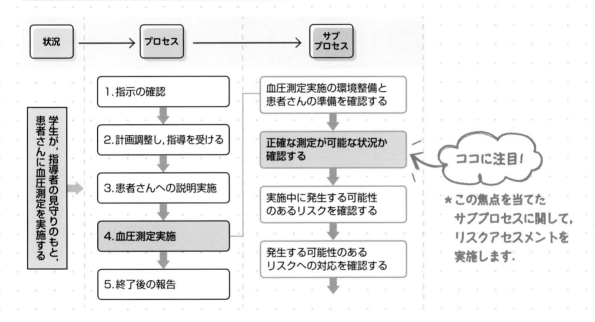

Question 6

この「正確な測定が可能な状況か確認する」というサブプロセスで，発生する可能性のあるエラー（失敗）を
1つ以上考えて，それらを図8-5にあるサブプロセスの右側の枠内に記載してください（●制限時間5分間）．

図8-5 発生する可能性のあるエラー（失敗）を考える

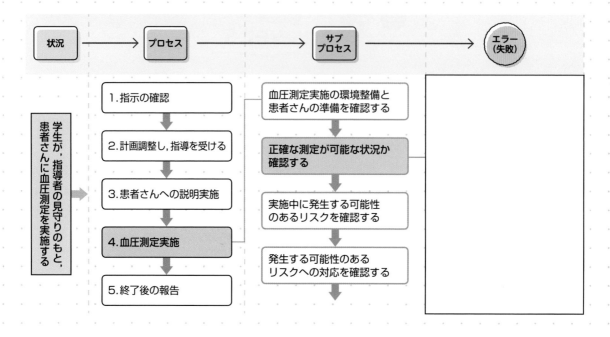

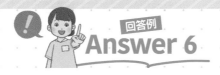

Answer 6

回答例では，「学生が，臥位での血圧測定を，患者さんの状況に合わせて疑問を持たずに変更する」「体位の変更を，指導者に確認しない」「座位で測定することで，正確な測定が実施できるか確認しない」「患者さんが座位で右手を差し出すことにおける，リスクの発生の可能性を予測していない」などを挙げました．

回答例 発生する可能性のあるエラー（失敗）を挙げる

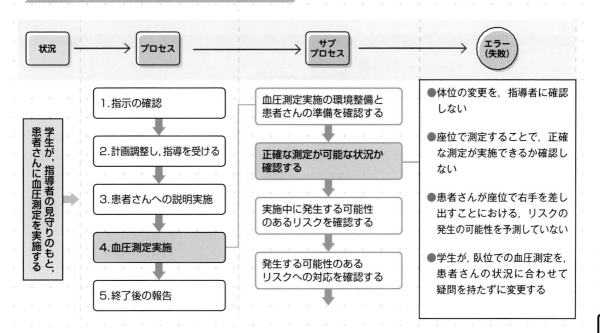

リスクの発生を未然防止するための対策を考える

Step 4 では，Step 3 で挙げたサブプロセスで発生する可能性のあるエラー（失敗）に対して，「そのエラー（失敗）が発生した結果，患者さんにどのような影響を及ぼすか（どのようなリスクの発生の可能性があるか）」を予測し，それらのリスクの発生を未然防止するための対策を考えます．

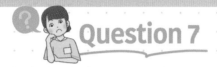

初めに，「そのエラー（失敗）が発生した結果，患者さんにどのような影響を及ぼすか（どのようなリスクの発生の可能性があるのか）」を予測します．Step 3 の Answer 6 のエラー（失敗）の中で，1 つを選択し，焦点を当ててください．選択の基準は，「リスクが発生しやすいエラー（失敗）」，あるいは，「リスクが発生した場合，患者さんへの影響が大きいと思われるエラー（失敗）」などです（●制限時間 3 分間）．

回答例では，「学生が，臥位での血圧測定を，患者さんの状況に合わせて疑問を持たずに変更する」というエラー（失敗）に焦点を当てました．

回答例 ▶ エラー（失敗）の 1 つを選択し，焦点を当てる

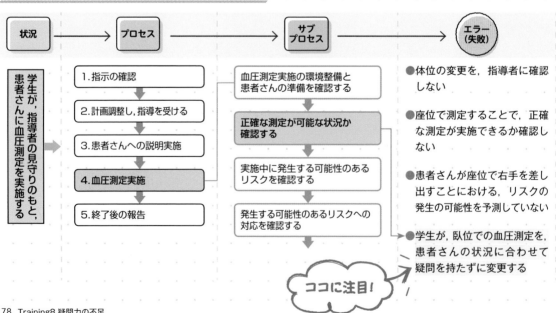

　次に，そのエラー（失敗）が発生した場合に予測される「患者さんに及ぼす影響」，あるいは「患者さんに発生する可能性のあるリスク」を考えてください．考えた内容を1つ以上，**図8-6**の「吹き出し」の中に記載してください（●制限時間5分間）．

図8-6 予測される「患者さんに及ぼす影響」を考える

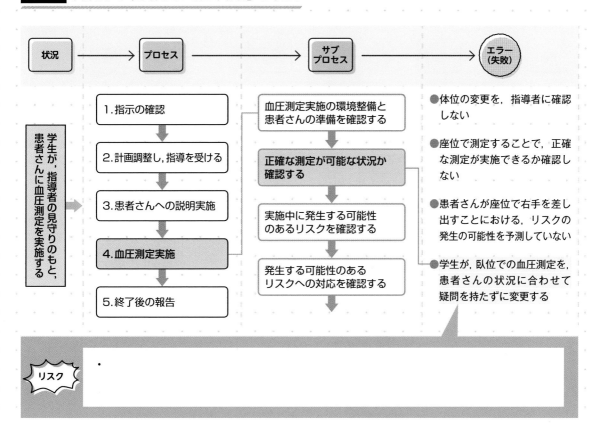

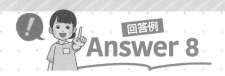

回答例では，「学生が血圧測定の体位変更における，リスクの発生の可能性の予測や，疑問力を発揮できず，不適切な体位での実施を回避できないことで，血圧測定中に患者さんがバランスを崩し，結果として転落が発生する」を挙げました．

回答例 ▶ 予測される「患者さんに及ぼす影響」を挙げる

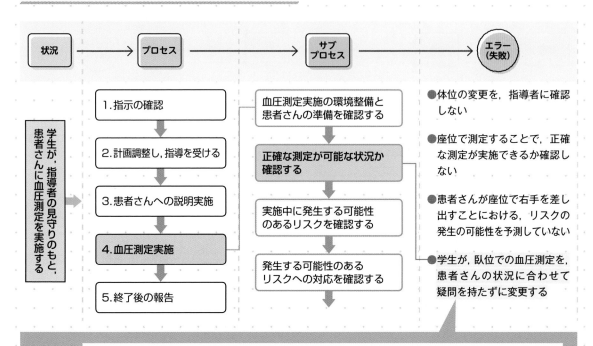

・「学生が血圧測定の体位変更における，リスクの発生の可能性の予測や，疑問力を発揮できず，不適切な体位での実施を回避できないことで，血圧測定中に患者さんがバランスを崩し，結果として転落が発生する」というリスクの発生の可能性が予測される

Question 9

ここでは，なぜ，患者さんにAnswer 8のようなリスク発生の可能性が予測されるのか，という根拠を1つ以上考えて，図8-7の「吹き出し」の中に記載してください（●制限時間5分間）．

図8-7 リスクの発生の可能性が予測される根拠を考える

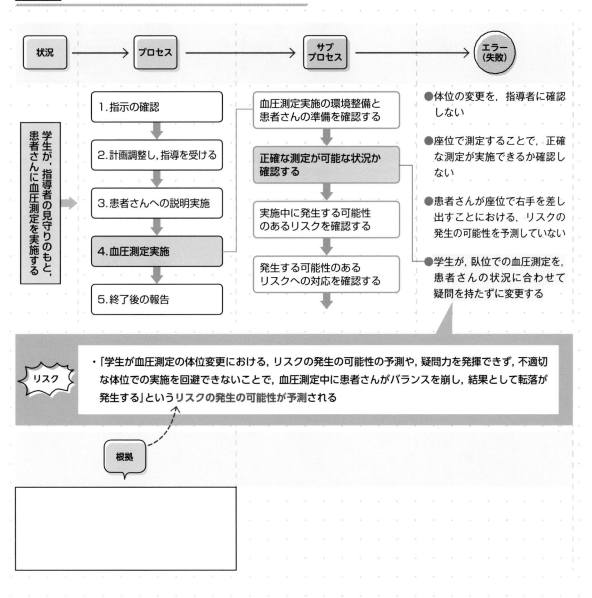

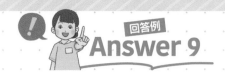

Answer 9 回答例

　回答例では，「学生は，臥位での血圧測定を計画していたが，患者さんがあぐらを組んだ姿勢のまま腕を差し出したため，そのまま測定しようと思った」という情報があることを挙げました．

回答例 ▶ **リスクの発生の可能性が予測される根拠を挙げる**

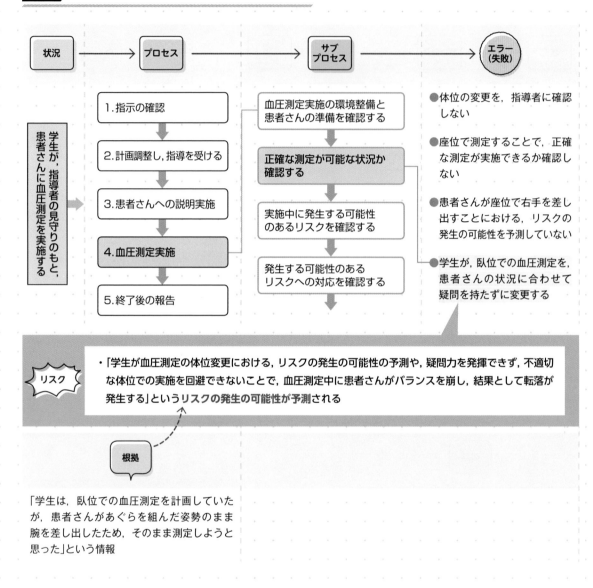

状況 → プロセス → サブプロセス → エラー（失敗）

学生が，指導者の見守りのもと，患者さんに血圧測定を実施する

1. 指示の確認
2. 計画調整し，指導を受ける
3. 患者さんへの説明実施
4. 血圧測定実施
5. 終了後の報告

血圧測定実施の環境整備と患者さんの準備を確認する

正確な測定が可能な状況か確認する

実施中に発生する可能性のあるリスクを確認する

発生する可能性のあるリスクへの対応を確認する

● 体位の変更を，指導者に確認しない

● 座位で測定することで，正確な測定が実施できるか確認しない

● 患者さんが座位で右手を差し出すことにおける，リスクの発生の可能性を予測していない

● 学生が，臥位での血圧測定を，患者さんの状況に合わせて疑問を持たずに変更する

リスク
・「学生が血圧測定の体位変更における，リスクの発生の可能性の予測や，疑問力を発揮できず，不適切な体位での実施を回避できないことで，血圧測定中に患者さんがバランスを崩し，結果として転落が発生する」という**リスクの発生の可能性が予測される**

根拠

「学生は，臥位での血圧測定を計画していたが，患者さんがあぐらを組んだ姿勢のまま腕を差し出したため，そのまま測定しようと思った」という情報

　次に，予測したリスクの発生を未然防止するための対策を考えます．

防止対策を考える際，とくに，「学生が血圧測定の体位変更における，リスクの発生の可能性の予測や，疑問力を発揮できない」という状況に着目します．そして，「不適切な体位での実施を回避できないことで，血圧測定中に患者さんがバランスを崩し，結果として転落が発生する」というリスクの発生の可能性が予測された場合に，これを未然防止する対策を1つ以上考えて，図8-8の「防止対策」の枠の中に記載してください（●制限時間5分間）．

図8-8 リスクの発生を未然防止する対策を考える

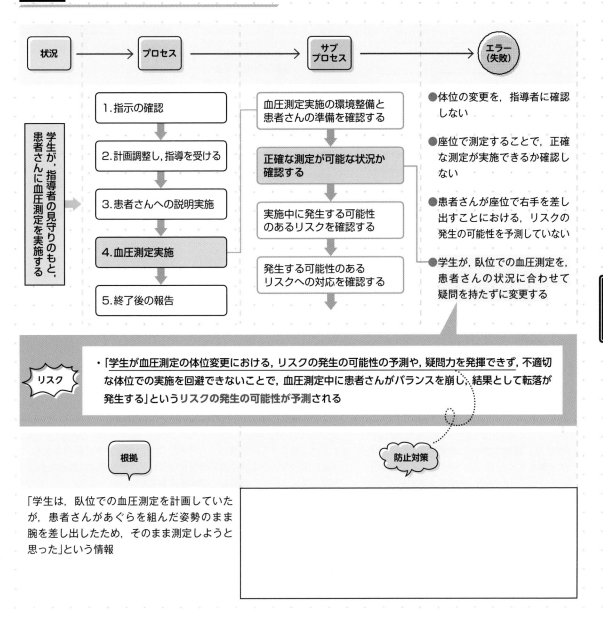

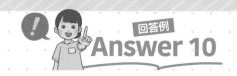

Answer 10
回答例

回答例では，「学生が，患者さんの病態などから血圧測定の体位変更に疑問をもち，それに伴うリスクの発生の可能性を予測して，実施前に，適切な血圧測定方法について，指導者に確認を実施する」などを挙げました.

回答例 ▶ **リスクの発生を未然防止する対策を挙げる**

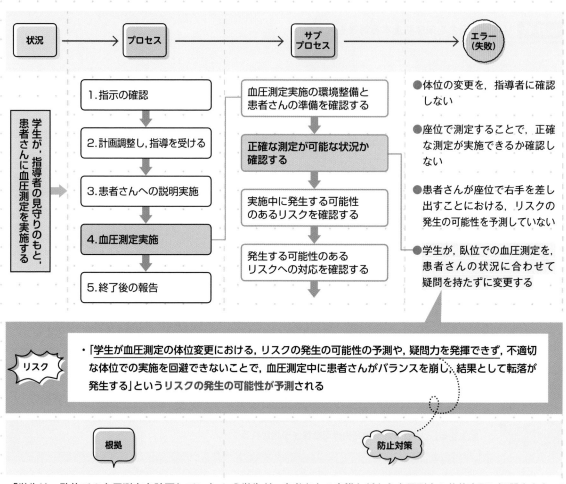

STEP 5 今後，期待する取り組み，得られた気づきをまとめる

さて，ここまでで，学生のあなたなりの，リスクの発生の可能性の予測と防止対策を考えたところで，本事例のその後の経過をみてみましょう.

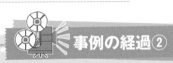

- 患者さんは，バランスを崩し，ベッドの足側から床に転落した.

- ベッド柵は患者さんの要望で頭側に設置していたが，足側にはなかった.

- 医師が診察し，頭部CT検査にて，くも膜下出血を認めた.

- アクシデント発生の背景要因としては，以下のことが明らかになった.

- 指導者が側にいたが，看護学生の行動を確認して指導しようと考えていたため，坐位で血圧測定をすることに声かけをしなかった.

- 小脳萎縮症がある患者さんのあぐら姿勢は不安定という，危険予測の認識がなかったため，患者さんに体位の注意をしなかった.

（日本医療機能評価機構 医療事故情報収集等事業 事例検索より抽出，一部改変）

本事例では，実際には，指導者の見守りのもとで，看護学生が坐位の患者さんに血圧測定をしようとした際に，患者さんがバランスを崩してベッドから転落し，頭部CT検査にて，くも膜下出血を認めるというアクシデントが発生しました.

Traning 8

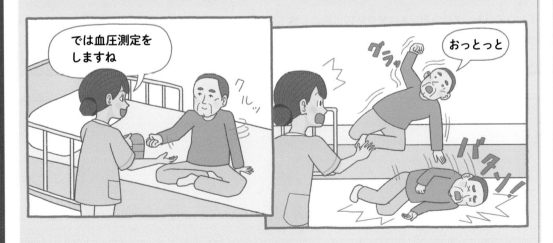

アクシデントの発生に影響したことを想定する

　学生は，臥位での血圧測定を計画していましたが，患者さんがあぐらを組んだ姿勢のまま腕を差し出したため，体位変更（坐位での測定）した場合のリスクの発生の可能性について，疑問をもたず（"疑問力の不足"により），そのまま坐位で測定する状況が回避できなかったことが，今回のアクシデントの発生に影響したと想定されます．

　以上を踏まえて考えますと，学生が，指導者の見守りのもと，患者さんに血圧測定を実施する場合，発生する可能性のあるリスクを予測することで，事前に，患者さんの状況（小脳萎縮症，歩行障害，など）を鑑みた適切な体位での血圧測定が求められ，体位変更を検討する場合には，ベッド柵の状況など，周囲の環境などにも配慮した血圧測定を検討することが重要だと考えられます．

　計画どおりに臥位で血圧測定を実施することが，患者さんにとって，"なぜ"適切なのか，坐位での血圧測定に計画を変更した場合には，どのようなリスクがあるのか，などということに"疑問"をもち，実施前に，患者さんにとって適切な血圧測定方法について，指導者に確認を実施するなど，学生のあなたには，"疑問力の不足"を回避するために，さまざまな工夫が求められています．

トレーニングのまとめ

　このトレーニングでは，"疑問力の不足"によるインシデント・アクシデントの発生を防止することや，"疑問力の不足"が発生しても患者さんへの影響を最小にするためにはどのようにしたらよいかということを，具体的事例を用いて，さまざまな問いかけを行って展開しました．

＋　＋　＋

　インシデント・アクシデントの発生要因に焦点を当てた，このトレーニングを体験して，得られた気づきや，気づいた結果を活用してみましょう．今後，どのような実習を展開・継続するのか，個人として，あるいはグループとして取り組みたいことについて，考えをまとめて用紙に記載してください（●制限時間10分間）．

　Question11では，回答例は記載しません．学生のあなたが個人として，あるいはグループとして，気づいた結果に関する自由な記載を期待します．

トレーニングを終えて

"疑問力の不足"に焦点を当てた, このトレーニングを体験して, どのような気づきが得られたでしょうか. 人にはそれぞれ個性があります. たとえば, 「慎重で, 疑問をもつことを励行し, 疑問が浮かんだ場合には, それを解消する工夫を繰り返す」という傾向の人もいれば, 「自分に自信があって, 疑問をもつ必要性をあまり感じない」という傾向の人もいると思います. この場合, 必ずしも, 「慎重な人は"疑問力の不足"によるインシデント・アクシデントを起こさない」, 「自分に自信がある人が"疑問力の不足"によるインシデント・アクシデントを起こす」という単純な話ではありません.

回答例でも説明したとおり, あなたがこのような状況に遭遇したときに, リスクの発生の可能性へと考えを巡らせる視点が重要なのです. 「患者さんの病態などから血圧測定の体位変更に疑問をもち, それに伴うリスクの発生の可能性を予測して, 実施前に, 適切な血圧測定方法について, 指導者に確認を実施する」などの対策を実践できるか, ということを考えてみてください. "自分なら"具体的にどのような行動をするのかを想定しておくことが大切です.

このような, リスクの発生を未然防止する対策の実施によって, インシデント・アクシデントの発生の防止が期待できます. これらの発生を未然防止するために, あなたには"具体的な行動"が求められている点に気づけたのであれば, このトレーニングは終了です.

さらなるトレーニングを実施する場合

今回は, 「学生が, 指導者の見守りのもと, 患者さんに血圧測定を実施する」という状況での5つのプロセスにおいて, Step 3で「血圧測定実施」というプロセスを選択し, トレーニングを展開してきました (図8-9). ここで別のプロセスを選択して, 同様のトレーニングを実施してもよいでしょう. 反復学習で, 学びを深めることも期待できます.

図8-9 焦点を当てたプロセスのサブプロセスを考える

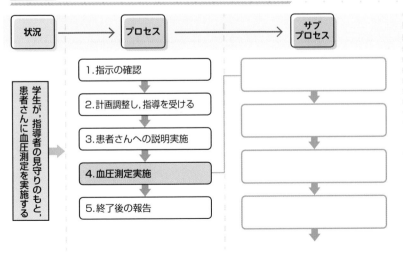

指導者・教員へのメッセージ

　学生には，実習する際，リスクの発生の可能性を予測してもらい，自ら「疑問を解消する」という意思決定をしたうえで，主体的な行動を望むことになります．しかし，これは"疑問力"という，ひとつのスキルであり，身につけるためには，①浮かんだ疑問を解消しやすい環境を整える，②"疑問力"育成トレーニングの実施，③疑問が浮かんだ場合にその後の対応について，ともにチェックするかかわり，などの総合的な背景が重要です．ぜひ，学生の"疑問力"を育むこれらの取り組みを期待します．

Training 9

伝達不足

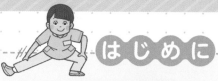

はじめに

　看護ケアを実施するにあたっては，看護師間（同職種間）はもとより，看護師以外（他職種）の職員に対して，さまざまな情報伝達の実施が求められます．伝達の確実な実施は，患者さんへの安全な看護の提供につながるため，実習でも繰り返し指導されることになります．しかし，現状では"伝達不足"にかかわるインシデント・アクシデントが発生しています．

　このトレーニングでは，「なぜ"伝達不足"によるインシデント・アクシデントの発生が防止できないのか？」を，具体的な事例を通して，学生のあなたに考えてもらいます．その考える過程で，自分が陥りやすい傾向に気づくことや，インシデント・アクシデントの発生を未然防止する対策を理解することがねらいです．

　このトレーニングでの体験によって，「リスクの発生は，（発生する前に）未然防止することが可能である」ということに気づいてください．あなたは実習中，"伝達不足"のためにヒヤリとした，ハッとしたことはありませんか？

あなたの現状をセルフチェック！

　トレーニング開始前に，セルフチェックをしましょう．このトレーニングでは，
・なぜ"伝達不足"によるインシデント・アクシデントの発生が防止できないのか，具体的に考える
・自分が陥りやすい傾向を知るために，具体的事例を活用して，発生する可能性のある"リスクを予測"し，その予測したリスクの発生を未然防止する対策を考える
という体験をします．

　まず初めに，トレーニングを開始する前に，「"伝達不足"セルフチェックリスト（**図9-1**）」を活用して，現在のあなたの状況を評価（セルフチェック）してください．あなたは，いくつチェックがつくでしょうか（●制限時間2分間）．

図9-1 "伝達不足"セルフチェックリスト

check →

☐	なぜ，適切な伝達を実施することが期待されているか理解している
☐	伝達不足によって，どのようなリスクが発生するのか予測している
☐	どのような状況で，いつ（どのタイミングで），誰に，何を，どのように伝達すべきか知っている
☐	伝達を実施しても，適切な結果が得られない場合に，どのような対応をするか知っている

結果の活用方法

　チェックが終了したら，「"伝達不足"に関するトレーニング前のあなたの現状評価」として，この記録を保存してください．チェックが「1つもつかない」「全部についた」など，いろいろあるかと思いますが，ここで評価する点はチェックの数ではありません．「"伝達不足"に関するあなたの現状」を自覚してもらうことが目的なのです．では，チェック終了後，Step 1からトレーニングを開始しましょう．

STEP 1 "伝達不足"にかかわる事例の場面を イメージする

Step 1 では，日本医療機能評価機構のホームページ上にある，医療事故情報収集等事業の「事例検索」にて検索された事例の中から，"伝達不足"にかかわる事例（以下，本事例）を紹介します．

本事例を読んで，実習の具体的な場面を，頭の中にイメージとして思い浮かべてみましょう（●制限時間3分間）．

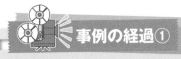

事例の経過①

● 看護学生の受け持ちの患者さん（70歳代，女性）は，右大腿骨遠位部骨折の術後31日目．病棟内では，自力で車椅子への移乗や操作ができ，リハビリテーション（以下，リハビリ）プログラムでは，リハビリ室にて松葉杖での歩行練習中であった．

● 前日のリハビリ終了時，理学療法士は，リハビリプログラムを変更し，「翌日は両松葉杖でリハビリ室へ来るように」と患者さんに伝えた．

● この際，看護学生が付き添っており，リハビリプログラム変更の旨は看護師にも伝わると思い，理学療法士は病棟にはとくに連絡をしなかった．

● 翌日の午前中，理学療法士から病棟へ，患者さんの呼び出しの連絡があった．看護学生は，「看護師は（患者さんのリハビリプログラムの変更を）知っている」と思い込んでいた．そのため，「患者さんが初めてリハビリ室以外の場所で，両松葉杖で歩行すること」や，「看護師に患者さんの付き添いを依頼すること」などについて，看護師に伝えなかった．

● リハビリ終了後，理学療法士は，患者さんと看護学生に，片松葉杖で帰棟するように言った．

● 理学療法士は，受け持ちの看護学生が付き添っていたため，自分は付き添わず，病棟に連絡もしなかった．

（日本医療機能評価機構 医療事故情報収集等事業 事例検索より抽出，一部改変）

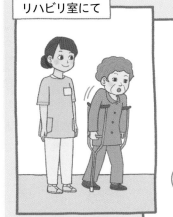

リハビリ室にて

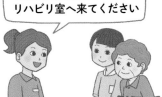

明日は両松葉杖でリハビリ室へ来てください

学生さんが伝えてくれるだろうから，病棟へは連絡しなくていいかな

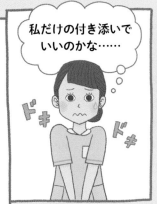

私だけの付き添いでいいのかな……

ドキ ドキ

Training 9

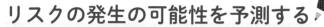

STEP 2 リスクの発生の可能性を予測する

本事例は,「学生が,患者さんのリハビリに付き添う」という状況です.Step 2 からStep 5 までの間に,11のQuestion(問いかけ)がありますので,回答を考えてください.回答は,「回答シート」の対応するところに記載してください.

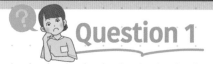

Question 1

「学生が,患者さんのリハビリに付き添う」という状況において,どのような場面で,どのようなリスクの発生の可能性があるでしょうか? 発生する可能性のあるリスクを予測して,あなたの頭の中に浮かんだリスクを1つ以上挙げて,枠の中に記載してください(図9-2)(●制限時間5分間).

図9-2 発生する可能性のあるリスクを予測する

> 学生が,患者さんのリハビリに付き添う

回答例 Answer 1

回答例では,「病棟とリハビリ室を往復する間で,患者さんの容態が悪化する」「患者さんがリハビリの実施を拒否する」「病棟とリハビリ室を往復する間で,患者さんが転倒する」「患者さんの使用している松葉杖が破損する」「患者さんが松葉杖を適切に使用できず,廊下をうまく歩くことができない,あるいは方向転換ができない」などのリスクを挙げました.

リスクは書けましたか? では,予測したリスクの発生を未然防止するためには,どのような行動が求められるでしょうか.次のStepからは,実習のプロセスを"見える化"し,複数のプロセスの中で焦点を当てるところを決めて,リスクの発生を未然防止する対策を,順を追って考えます.

STEP 3 プロセスを"見える化"し，リスクアセスメントを実施する

　Step 3 では，最初に実習のプロセスの"見える化"を実施し，その後，プロセスの1つに焦点を当てて，リスクアセスメントを実施します．

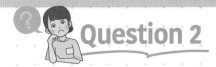

　Step 2で挙げた「学生が，患者さんのリハビリに付き添う」という状況において，学生と患者さんは，具体的にどのような行為を実施するのかを考えてください．状況をより細分化して，ひとつひとつの行為を"見える化"しましょう．具体的なプロセスを，**図9-3**の左から順番に，枠の中に記載してください．なお，枠は6つ用意しましたが，7つ以上ある場合には，枠を追加して記載してもよいです（●制限時間5分間）．

図9-3 プロセスを具体的に考える

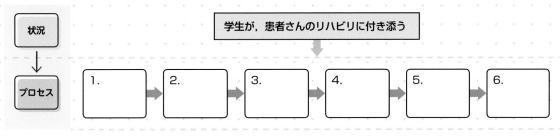

　回答例では，学生と患者さんが病棟からリハビリ室へ移動し，リハビリ実施後に，また病棟に戻るというプロセスをイメージしています．行動する順番に，左から「指示の確認」「患者さんの準備」「リハビリ室へ移動介助実施」「リハビリ実施」「病室へ移動介助実施」「終了後の報告」というプロセスを挙げ，"見える化"しました．

回答例 プロセスを"見える化"する

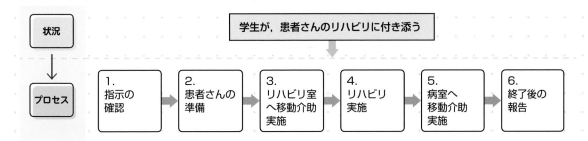

Question 3

次に，この"見える化"した複数のプロセスの中で，どれか1つのプロセスを選択し，焦点を当ててください．選択の基準は，「リスクが発生しやすいプロセス」，あるいは，「リスクが発生した場合，患者さんへの影響が大きいと思われるプロセス」などです（●制限時間3分間）．

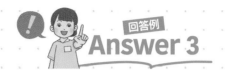

回答例 Answer 3

回答例では，「病室へ移動介助実施」のプロセスに焦点を当てました．

回答例 ▶ プロセスの1つを選択し，焦点を当てる

状況 ──→ プロセス

学生が，患者さんのリハビリに付き添う

1. 指示の確認

2. 患者さんの準備

3. リハビリ室へ移動介助実施

4. リハビリ実施

5. 病室へ移動介助実施 ← ココに注目！

6. 終了後の報告

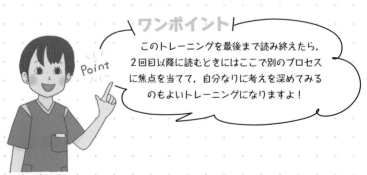

ワンポイント

Point このトレーニングを最後まで読み終えたら，2回目以降に読むときにはここで別のプロセスに焦点を当てて，自分なりに考えを深めてみるのもよいトレーニングになりますよ！

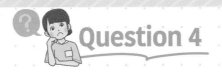

Question 4

次に，この焦点を当てたプロセスについて，より詳しいプロセス（サブプロセス）を考えて，図9-4の枠の中に記載してください．なお，枠は4つありますが，5つ以上ある場合には，枠を追加して記載してください（●制限時間5分間）．

図9-4 焦点を当てたプロセスのサブプロセスを考える

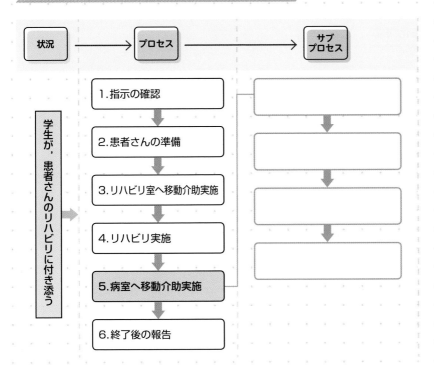

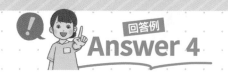

　回答例では，行動する順番に，上から「患者さんの疲労や歩行状況を確認する」「学生1人で実施してよい範囲か否かを確認する」「病棟への移動中に必要な観察事項を確認する」「病棟への移動中に発生する可能性のあるリスクへの対応を確認する」というサブプロセスを挙げ，"見える化"しました．「病室へ移動介助実施」というプロセスは，詳しく書き表すと，このようなサブプロセスに"分解"できるということです．さらに，サブプロセスがある場合には，このように続けて記載します．

回答例 ▶ **サブプロセスを"見える化"する**

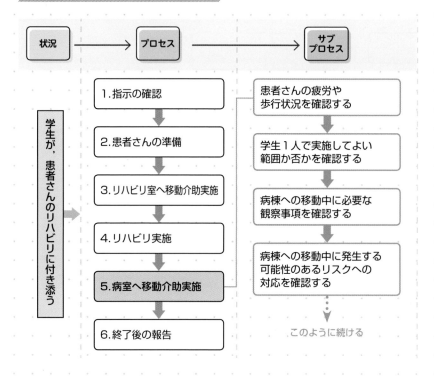

Question 5

さらに，これらのサブプロセスの中で，どれか1つのサブプロセスを選択し，焦点を当ててください．選択の基準は，「リスクが発生しやすいサブプロセス」，あるいは，「リスクが発生した場合，患者さんへの影響が大きいと思われるサブプロセス」などです（●制限時間3分間）．

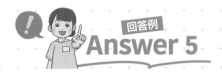

回答例では，「患者さんの疲労や歩行状況を確認する」というサブプロセスに焦点を当てました．

回答例 ▶ サブプロセスの1つを選択し，焦点を当てる

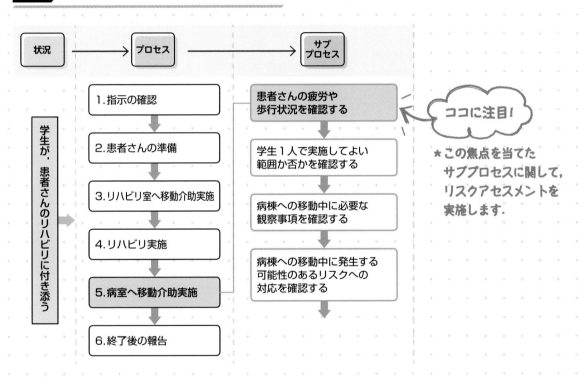

この「患者さんの疲労や歩行状況を確認する」というサブプロセスで，発生する可能性のあるエラー（失敗）を1つ以上考えて，それらを図9-5にあるサブプロセスの右側の枠内に記載してください（●制限時間5分間）．

図9-5 発生する可能性のあるエラー（失敗）を考える

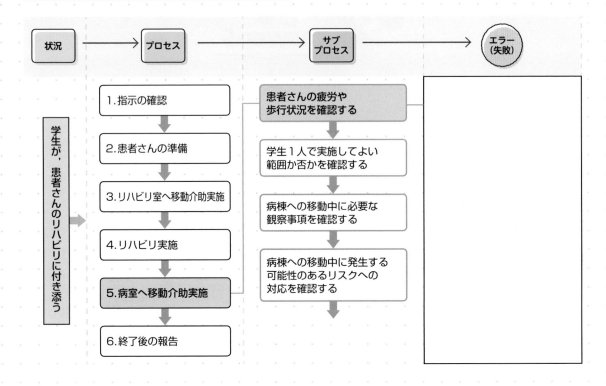

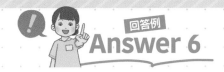

　回答例では,「患者さんに疲労を確認した際,患者さんが遠慮をして大丈夫と答える」「理学療法士が患者さんの状況の判断を誤る」「学生が,理学療法士に確認しても,適切な回答が得られない」「学生が,患者さんの疲労や歩行状況の確認を忘れる」などを挙げました.

回答例 ▶ 発生する可能性のあるエラー(失敗)を挙げる

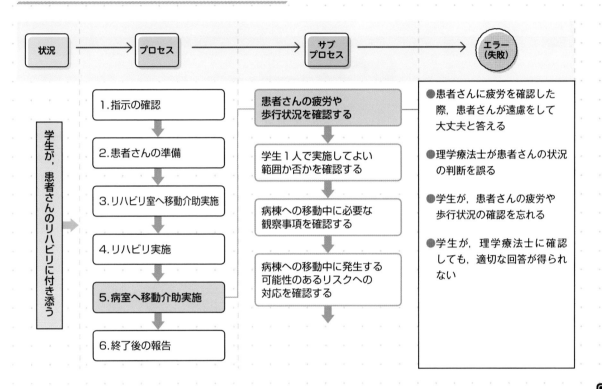

STEP 4 リスクの発生を未然防止するための対策を考える

　Step 4 では，Step 3 で挙げたサブプロセスで発生する可能性のあるエラー（失敗）に対して，「そのエラー（失敗）が発生した結果，患者さんにどのような影響を及ぼすか（どのようなリスクの発生の可能性があるか）」を予測し，それらのリスクの発生を未然防止するための対策を考えます．

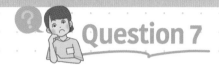

Question 7

　初めに，「そのエラー（失敗）が発生した結果，患者さんにどのような影響を及ぼすか（どのようなリスクの発生の可能性があるのか）」を予測します．Step 3 の Answer6 のエラー（失敗）の中で，1 つを選択し，焦点を当ててください．選択の基準は，「リスクが発生しやすいエラー（失敗）」，あるいは，「リスクが発生した場合，患者さんへの影響が大きいと思われるエラー（失敗）」などです（●制限時間3分間）．

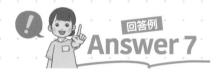

Answer 7 回答例

　回答例では，「学生が，理学療法士に確認しても，適切な回答が得られない」というエラー（失敗）に焦点を当てました．

回答例　エラー（失敗）の1つを選択し，焦点を当てる

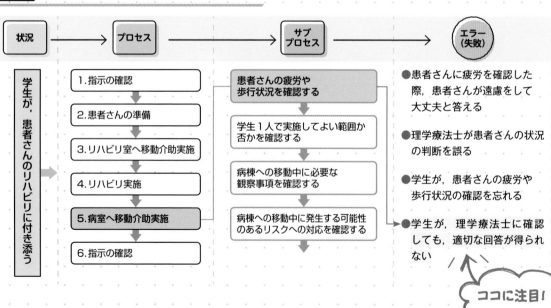

Question 8

次に，そのエラー（失敗）が発生した場合に予測される「患者さんに及ぼす影響」，あるいは「患者さんに発生する可能性のあるリスク」を考えてください．考えた内容を1つ以上，**図9-6**の「吹き出し」の中に記載してください（●制限時間5分間）．

図9-6 予測される「患者さんに及ぼす影響」を考える

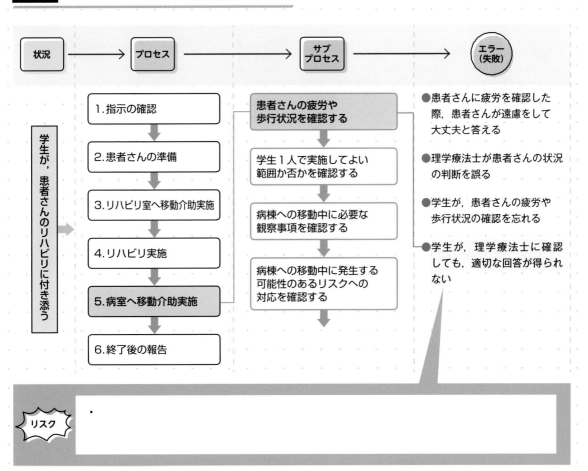

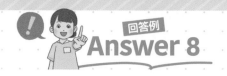

Answer 8

回答例では，「学生が患者さんの疲労や歩行状況を確認する意図が，理学療法士に伝わらず，学生1人で移動に付き添う状況が回避できないことで，移動中に転倒し，結果として患者さんが表皮剝離・打撲・骨折などの外傷を負う」を挙げました．

回答例 予測される「患者さんに及ぼす影響」を挙げる

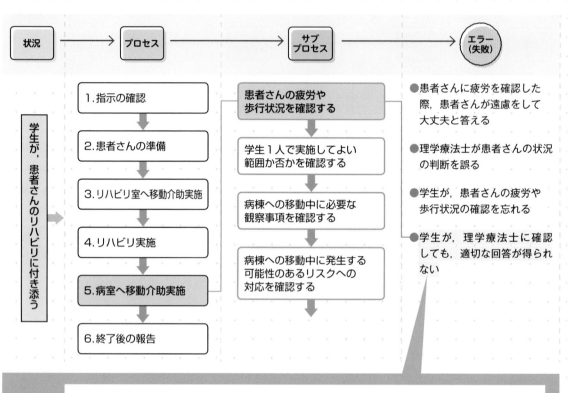

・「学生が患者さんの疲労や歩行状況を確認する意図が，理学療法士に伝わらず，学生1人で移動に付き添う状況が回避できないことで，移動中に転倒し，結果として患者さんが表皮剝離・打撲・骨折などの外傷を負う」という**リスクの発生の可能性**が予測される

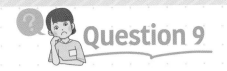

Question 9

ここでは，なぜ，患者さんにAnswer 8のようなリスク発生の可能性が予測されるのか，という根拠を1つ以上考えて，**図9-7**の「吹き出し」の中に記載してください（●制限時間5分間）.

図9-7 リスクの発生の可能性が予測される根拠を考える

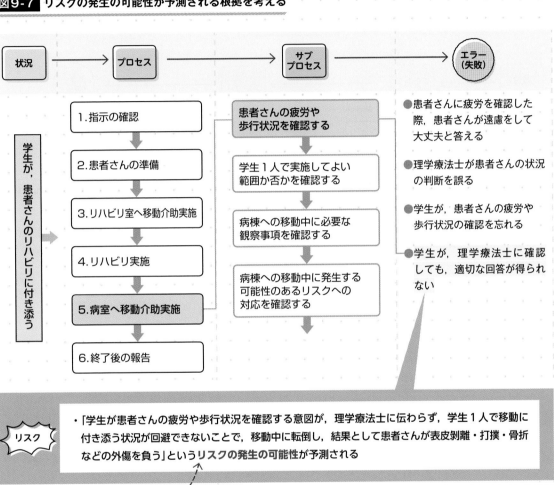

・「学生が患者さんの疲労や歩行状況を確認する意図が，理学療法士に伝わらず，学生1人で移動に付き添う状況が回避できないことで，移動中に転倒し，結果として患者さんが表皮剥離・打撲・骨折などの外傷を負う」という**リスクの発生の可能性が予測される**

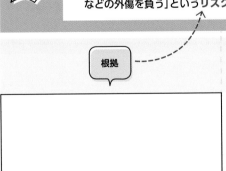

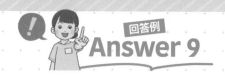

　回答例では，「リハビリ終了後，理学療法士は，患者さんと学生に，片松葉杖で帰棟するように言った．この際，受け持ちの学生のみ付き添う状況となったが，理学療法士は病棟に連絡しなかった」という情報があることを挙げました．

回答例 ▶ **リスクの発生の可能性が予測される根拠を挙げる**

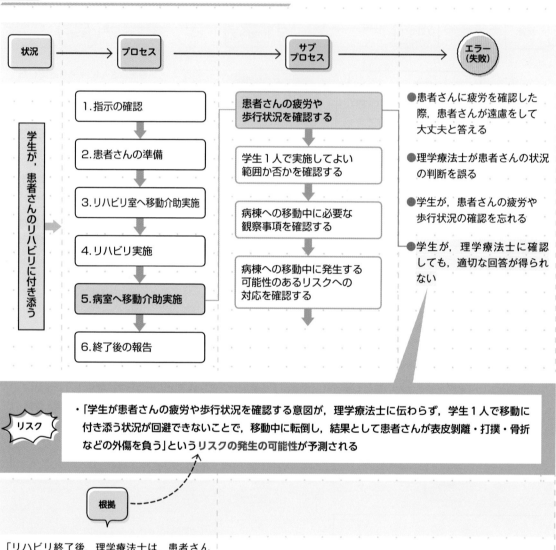

　次に，予測したリスクの発生を未然防止するための対策を考えます．

Question 10

　防止対策を考える際，とくに，「学生が患者さんの疲労や歩行状況を確認する意図が，理学療法士に伝わらない」という状況に着目します．そして，「学生1人で移動に付き添う状況が回避できないことで，移動中に転倒し，結果として患者さんが表皮剥離・打撲・骨折などの外傷を負う」というリスクの発生の可能性が予測された場合に，これを未然防止する対策を1つ以上考え，図9-8 の「防止対策」の枠の中に記載してください（●制限時間5分間）．

図9-8　リスクの発生を未然防止する対策を考える

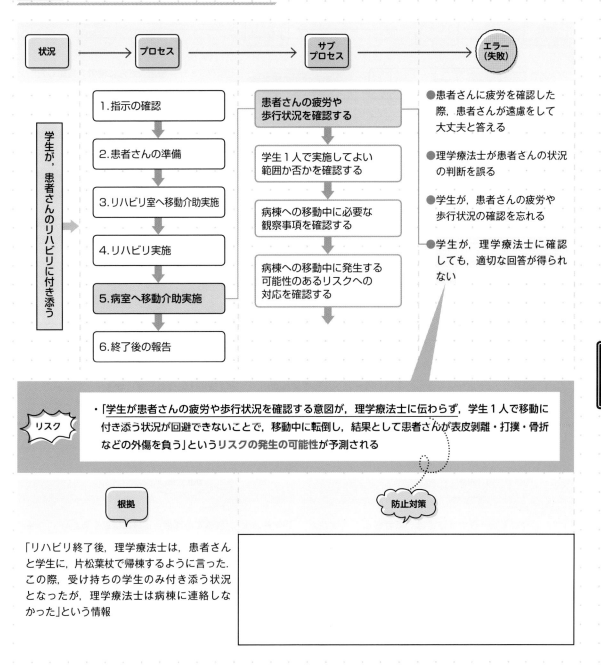

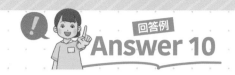

回答例
Answer 10

　回答例では，「学生が，（理学療法士に）確認する意図を正確に伝達するため，『学生が1人で患者さんの移動に付き添うこと』が許可されていない状況を，理学療法士に伝える」「学生が，1人で患者さんの移動に付き添う状況を回避するために，患者さんの移動介助を病棟の看護師に依頼する連絡を，理学療法士にしてもらう」などを挙げました.

回答例 リスクの発生を未然防止する対策を挙げる

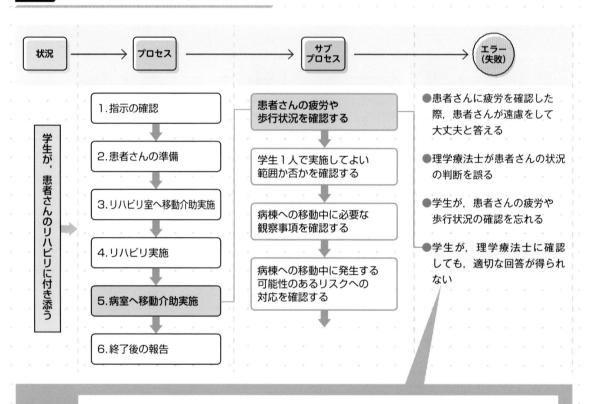

状況 → プロセス → サブプロセス → エラー（失敗）

学生が，患者さんのリハビリに付き添う

1. 指示の確認
2. 患者さんの準備
3. リハビリ室へ移動介助実施
4. リハビリ実施
5. 病室へ移動介助実施
6. 終了後の報告

患者さんの疲労や歩行状況を確認する

学生1人で実施してよい範囲か否かを確認する

病棟への移動中に必要な観察事項を確認する

病棟への移動中に発生する可能性のあるリスクへの対応を確認する

- 患者さんに疲労を確認した際，患者さんが遠慮をして大丈夫と答える
- 理学療法士が患者さんの状況の判断を誤る
- 学生が，患者さんの疲労や歩行状況の確認を忘れる
- 学生が，理学療法士に確認しても，適切な回答が得られない

リスク
・「学生が患者さんの疲労や歩行状況を確認する意図が，理学療法士に伝わらず，学生1人で移動に付き添う状況が回避できないことで，移動中に転倒し，結果として患者さんが表皮剥離・打撲・骨折などの外傷を負う」という**リスクの発生の可能性**が予測される

根拠

防止対策

「リハビリ終了後，理学療法士は，患者さんと学生に，片松葉杖で帰棟するように言った.この際，受け持ちの学生のみ付き添う状況となったが，理学療法士は病棟に連絡しなかった」という情報

- 学生が，（理学療法士に）確認する意図を正確に伝達するため，「学生が1人で患者さんの移動に付き添うこと」が許可されていない状況を，理学療法士に伝える
- 学生が，1人で患者さんの移動に付き添う状況を回避するために，患者さんの移動介助を病棟の看護師に依頼する連絡を，理学療法士にしてもらう

STEP 5 今後，期待する取り組み，得られた気づきをまとめる

　さて，ここまでで，学生のあなたなりの，リスクの発生の可能性の予測と防止対策を考えたところで，本事例のその後の経過をみてみましょう．

 事例の経過②

● 看護学生と患者さんがリハビリ室から片松葉杖で帰棟中，出入り口付近で「ちょっと椅子に座りたい」と患者さんが言った．左手に松葉杖，右手で手すりを掴み，立ったまま休んでいたところ，手すりを掴んだまますべるように右側から倒れ込んだ．

● 患者さんには，意識障害はなく，疼痛や外傷もなかった．

● 看護師は医師に報告し，経過観察の指示を受けた．

● 翌日，患者さんから「夜間，左肩甲骨周囲の痛みと違和感が出現した」と，深夜勤の看護師へ訴えがあった．

● エックス線検査の結果，第6肋骨骨折と診断された．

（日本医療機能評価機構 医療事故情報収集等事業 事例検索より抽出，一部改変）

　本事例では，実際には，看護学生が1人でリハビリ終了後の患者さんに付き添い，病棟に帰棟中の休憩時に，患者さんが出入り口付近の手すりを掴んだまますべるように右側から倒れ込み，第6肋骨を骨折するというアクシデントが発生しました．

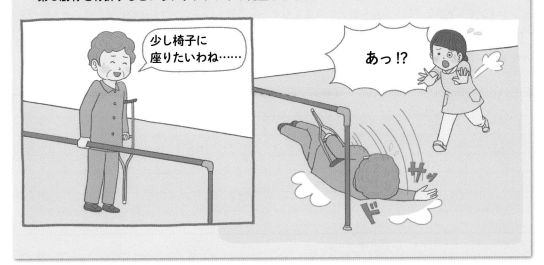

Traning 9

アクシデントの発生に影響したことを想定する

　学生の"伝達不足"によって，理学療法士に対して患者さんの疲労や歩行状況を確認する意図が伝わらなかったこと，およびリハビリプログラムの変更があった患者さんの付き添いを学生1人で実施する状況が回避できなかったことが，今回のアクシデントの発生に影響したと想定されます．

　以上を踏まえて考えますと，学生が，患者さんのリハビリに付き添う場合，発生する可能性のあるリスクを予測することで，事前に，患者さんの状況（右大腿骨遠位部骨折の術後や，リハビリ中など）を鑑みた適切な付き添いを検討し，病棟からリハビリ室までの行程や途中の環境などにも配慮した付き添いを実施することが重要だと考えられます．

　看護師以外の他職種の職員に，どうやって自分の意図を正確に伝達するのか，学生のあなたには，"伝達不足"を回避するために，さまざまな工夫が求められています．

トレーニングのまとめ

　このトレーニングでは，"伝達不足"によるインシデント・アクシデントの発生を防止することや，"伝達不足"が発生しても患者さんへの影響を最小にするためにはどのようにしたらよいかということを，具体的事例を用いて，さまざまな問いかけを行って展開しました．

+ + +

　インシデント・アクシデントの発生要因に焦点を当てた，このトレーニングを体験して，得られた気づきや，気づいた結果を活用してみましょう．今後，どのような実習を展開・継続するのか，個人として，あるいはグループとして取り組みたいことについて，考えをまとめて用紙に記載してください（●制限時間10分間）．

　Question11では，回答例は記載しません．学生のあなたが個人として，あるいはグループとして，気づいた結果に関する自由な記載を期待します．

トレーニングを終えて

"伝達不足"に焦点を当てた，このトレーニングを体験して，どのような気づきが得られたでしょうか．人には
それぞれ個性があります．たとえば，「慎重で，確実に伝達を実施するための工夫をする」という傾向の人もいれば，
「自分に自信があって，確実に伝達を実施する工夫の必要性をあまり感じない」という傾向の人もいると思います．
この場合，必ずしも，「慎重な人は"伝達不足"によるインシデント・アクシデントを起こさない」，「自分に自信が
ある人が"伝達不足"によるインシデント・アクシデントを起こす」という単純な話ではありません．

回答例でも説明したとおり，あなたがこのような状況に遭遇したときに，"伝達不足"にならないように，リスク
の発生の可能性へと考えを巡らせる視点が重要なのです．「(理学療法士に) 確認する意図を正確に伝達するため，
『学生が１人で患者さんの移動に付き添うこと』が許可されていない状況を伝える」，「１人で患者さんの移動に付
き添う状況を回避するために，患者さんの移動介助を病棟の看護師に依頼する連絡を，理学療法士にしてもらう」
などの対策を実践できるか，ということを考えてみてください．"自分なら"具体的にどのような行動をするのかを
想定しておくことが大切です．

このような，リスクの発生を未然防止する対策の実施によって，インシデント・アクシデントの発生の防止が
期待できます．これらの発生を未然防止するために，あなたには"具体的な行動"が求められている点に気づけた
のであれば，このトレーニングは終了です．

さらなるトレーニングを実施する場合

今回は，「学生が，患者さんのリハビリに付き添う」という状況での６つのプロセスにおいて，Step 3 で
「病室へ移動介助」というプロセスを選択し，トレーニングを展開してきました（図9-9）．ここで別のプロセス
を選択して，同様のトレーニングを実施してもよいでしょう．反復学習で，学びを深めることも期待できます．

図9-9 焦点を当てたプロセスのサブプロセスを考える

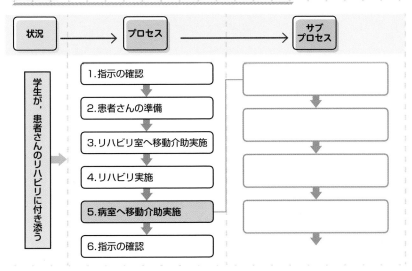

指導者・教員へのメッセージ

　学生には，実習する際，リスクの発生の可能性を予測してもらい，自ら「(確実に) 伝達を実施する」という意思決定をしたうえで，主体的な行動を望むことになります．しかし，これは"伝達力"という，ひとつのスキルであり，身につけるためには，①伝達しやすい環境を整える，②"伝達力"育成トレーニングの実施，③伝達を実施した後にともにチェックするかかわり，などの総合的な背景が重要です．ぜひ，学生の"伝達力"を育むこれらの取り組みを期待します．

Training **10**

説明不足

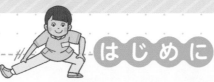

はじめに

　看護ケアを実施するにあたっては，患者さんへのさまざまな説明の実施が求められます．説明の確実な実施は，患者さんへの安全な看護の提供につながるため，実習でも繰り返し指導されることになります．しかし，現状では"説明不足"にかかわるインシデント・アクシデントが発生しています．

　このトレーニングでは，「なぜ，"説明不足"によるインシデント・アクシデントの発生が防止できないのか？」を，具体的な事例を通して，学生のあなたに考えてもらいます．その考える過程で，自分が陥りやすい傾向に気づくことや，インシデント・アクシデントの発生を未然防止する対策を理解することがねらいです．

　このトレーニングでの体験によって，「リスクの発生は，（発生する前に）未然防止することが可能である」ということに気づいてください．あなたは実習中，"説明不足"のためにヒヤリとした，ハッとしたことはありませんか？

あなたの現状をセルフチェック！

　トレーニング開始前に，セルフチェックをしましょう．このトレーニングでは，
・なぜ，"説明不足"によるインシデント・アクシデントの発生が防止できないのか，具体的に考える
・自分が陥りやすい傾向を知るために，具体的事例を活用して，発生する可能性のある"リスクを予測"し，その予測したリスクの発生を未然防止する対策を考える
という体験をします．

　まず初めに，トレーニングを開始する前に，「"説明不足"セルフチェックリスト（**図10-1**）」を活用して，現在のあなたの状況を評価（セルフチェック）してください．あなたは，いくつチェックがつくでしょうか（●制限時間2分間）．

図10-1　"説明不足"セルフチェックリスト

☐	なぜ，適切な説明を実施することが期待されているか理解している
☐	説明不足によって，どのようなリスクが発生するのか予測している
☐	どのような状況で，いつ（どのタイミングで），誰に，何を，どのように説明すべきか知っている
☐	説明を実施しても，適切な結果が得られない場合に，どのような対応をするか知っている

結果の活用方法

　チェックが終了したら，「"説明不足"に関するトレーニング前のあなたの現状評価」として，この記録を保存してください．チェックが「1つもつかない」「全部についた」など，いろいろあるかと思いますが，ここで評価する点はチェックの数ではありません．「"説明不足"に関するあなたの現状」を自覚してもらうことが目的なのです．では，チェック終了後，Step 1 からトレーニングを開始しましょう．

STEP 1 "説明不足"にかかわる事例の場面をイメージする

Step 1 では，日本医療機能評価機構のホームページ上にある，医療事故情報収集等事業の「事例検索」にて検索された事例の中から，"説明不足"にかかわる事例（以下，本事例）を紹介します．

本事例を読んで，実習の具体的な場面を，頭の中にイメージとして思い浮かべてみましょう（●制限時間3分間）．

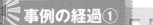
事例の経過①

- 看護学生が，入院時から受け持っている患者さん（70歳代，男性）は，ベッドから立ち上がるときには，ベッド柵などにつかまりながら立ち上がっていた．

- 患者さんは，普段からサイドテーブルに手をついて立ち上がることもあり，そのつど看護学生は，「危ないから手をつかないでください」と注意をしていた．

- 本日も，患者さんは，歯みがきをするために，ベッドと平行にあったサイドテーブルの左端上（支柱がない側）の歯ブラシとコップを取ろうとして，その部分に左手をついて立ち上がった．

（日本医療機能評価機構 医療事故情報収集等事業 事例検索より抽出，一部改変）

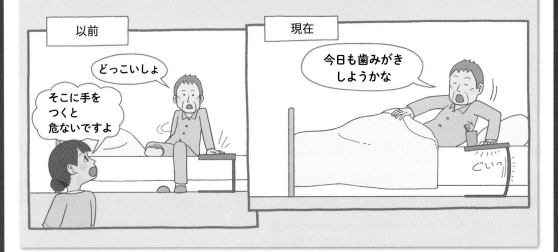

Traning 10

STEP 2 リスクの発生の可能性を予測する

本事例は,「学生が,患者さんに転倒・転落防止の注意事項の説明を実施する」という状況です.Step 2 からStep 5 までの間に,随所にQuestion (問いかけ) がありますので,回答を考えてください.回答は,「回答シート」の対応するところに記載してください.

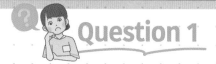

Question 1

「学生が,患者さんに転倒・転落防止の注意事項の説明を実施する」という状況において,どのような場面で,どのようなリスクの発生の可能性があるでしょうか? 発生する可能性のあるリスクを予測して,あなたの頭の中に浮かんだリスクを1つ以上挙げて,枠の中に記載してください(図10-2)(●制限時間5分間).

図10-2 発生する可能性のあるリスクを予測する

学生が,患者さんに転倒・転落防止の注意事項の説明を実施する

↓

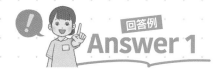

Answer 1 回答例

回答例では,「患者さんに学生が説明した内容が伝わらない(聞いていない,理解していない,忘れる,など)状況となり,患者さんが転倒(転落)する」「学生が,患者さんに注意事項を適切に説明することができないで,患者さんが転倒(転落)する」「学生が,患者さんに説明したことについて,患者さんが理解できているか確認をせず,患者さんが転倒(転落)する」などのリスクを挙げました.

リスクは書けましたか? では,予測したリスクの発生を未然防止するためには,どのような行動が求められるでしょうか.次のStepからは,実習のプロセスを"見える化"し,複数のプロセスの中で焦点を当てるところを決めて,リスクの発生を未然防止する対策を,順を追って考えます.

STEP 3 プロセスを"見える化"し，リスクアセスメントを実施する

Step 3 では，最初に実習のプロセスの"見える化"を実施し，その後，プロセスの 1 つに焦点を当てて，リスクアセスメントを実施します．

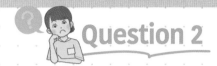

Step 2 で挙げた「学生が，患者さんに転倒・転落防止の注意事項の説明を実施する」という状況において，学生と患者さんは，具体的にどのような行為を実施するのかを考えてください．状況をより細分化して，ひとつひとつの行為を"見える化"しましょう．具体的なプロセスを，図10-3の左から順番に，枠の中に記載してください．なお，枠は5つありますが，6つ以上ある場合には，枠を追加して記載してください（●制限時間5分間）．

図10-3 プロセスを具体的に考える

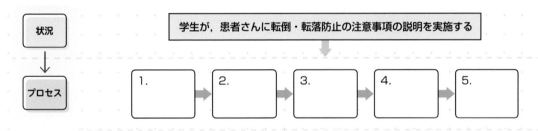

回答例では，学生が，説明の目的を確認し，患者さんに説明を実施し，説明後の観察をするというプロセスをイメージしています．行動する順番に，左から「説明の目的を確認」「説明方法の確認」「患者さんに説明実施」「説明の理解を確認」「説明後の観察」というプロセスを挙げ，"見える化"しました．

回答例　プロセスを"見える化"する

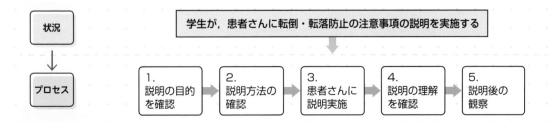

Question 3

次に，この"見える化"した複数のプロセスの中で，どれか1つのプロセスを選択し，焦点を当ててください．選択の基準は，「リスクが発生しやすいプロセス」，あるいは，「リスクが発生した場合，患者さんへの影響が大きいと思われるプロセス」などです（●制限時間3分間）．

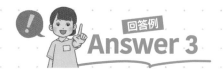

回答例では，「患者さんに説明実施」のプロセスに焦点を当てました．

回答例 プロセスの1つを選択し，焦点を当てる

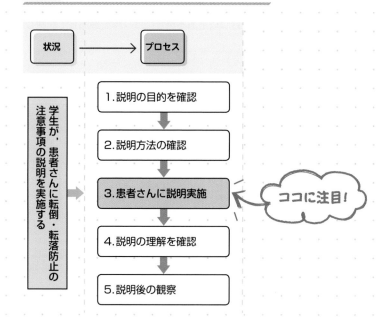

状況 ⟶ プロセス

学生が，患者さんに転倒・転落防止の注意事項の説明を実施する

1. 説明の目的を確認
2. 説明方法の確認
3. 患者さんに説明実施 ← ココに注目！
4. 説明の理解を確認
5. 説明後の観察

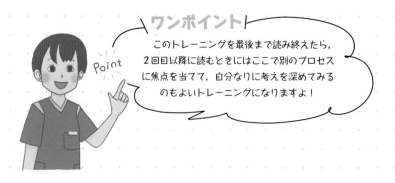

ワンポイント

Point

このトレーニングを最後まで読み終えたら，2回目以降に読むときにはここで別のプロセスに焦点を当てて，自分なりに考えを深めてみるのもよいトレーニングになりますよ！

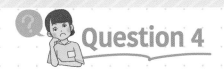

Question 4

次に，この焦点を当てたプロセスについて，より詳しいプロセス（サブプロセス）を考えて，**図10-4**の枠の中に記載してください．なお，枠は４つありますが，５つ以上ある場合には，枠を追加して記載してください（●制限時間5分間）．

図10-4 焦点を当てたプロセスのサブプロセスを考える

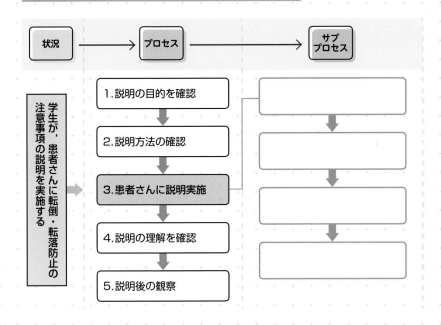

Traning 10

Answer 4

　回答例では，行動する順番に，上から「患者さんが理解できる具体的な表現で説明する」「患者さんが落ち着いて聞くことができる状況を確認する」「発生する可能性のあるリスクについても具体的に説明する」「立ち上がる前にもそのつど，繰り返し説明する」というサブプロセスを挙げ，"見える化"しました．「患者さんに説明実施」というプロセスは，詳しく書き表すと，このようなサブプロセスに"分解"できるということです．さらに，サブプロセスがある場合には，このように続けて記載します．

回答例 ▶ サブプロセスを"見える化"する

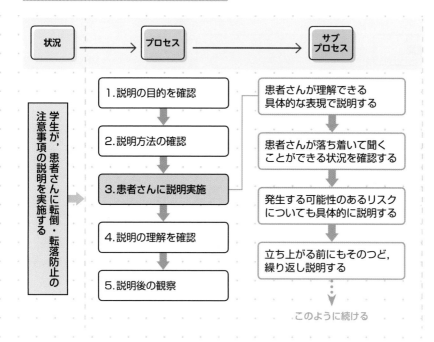

Question 5

　さらに，これらのサブプロセスの中で，どれか１つのサブプロセスを選択し，焦点を当ててください．選択の基準は，「リスクが発生しやすいサブプロセス」，あるいは，「リスクが発生した場合，患者さんへの影響が大きいと思われるサブプロセス」などです（●制限時間３分間）．

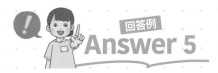

　回答例では，「患者さんが理解できる具体的な表現で説明する」というサブプロセスに焦点を当てました．

回答例 サブプロセスの１つを選択し，焦点を当てる

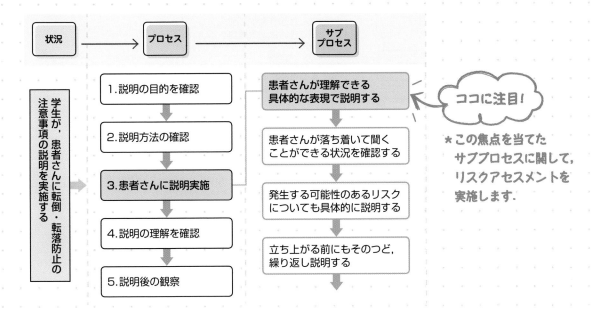

Question 6

この「患者さんが理解できる具体的な表現で説明する」というサブプロセスで，発生する可能性のあるエラー（失敗）を1つ以上考えて，それらを図10-5にあるサブプロセスの右側の枠内に記載してください（●制限時間5分間）.

図10-5 発生する可能性のあるエラー（失敗）を考える

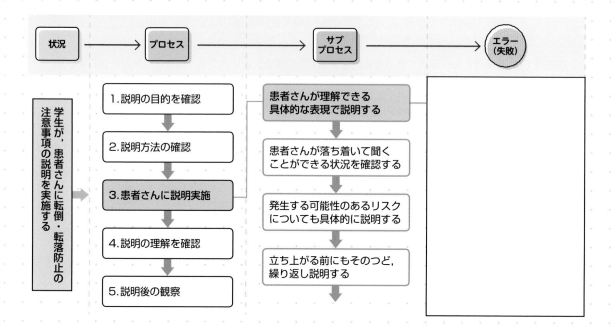

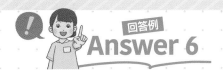

　回答例では,「患者さんが理解できる具体的な説明ができていない」「患者さんに,注意を促す目的を伝えていない」「患者さんが理解できていること,理解できていないことを確認していない」「説明によって,患者さんにどのような行動を期待するかイメージできていない」などを挙げました.

回答例 ▶ 発生する可能性のあるエラー(失敗)を挙げる

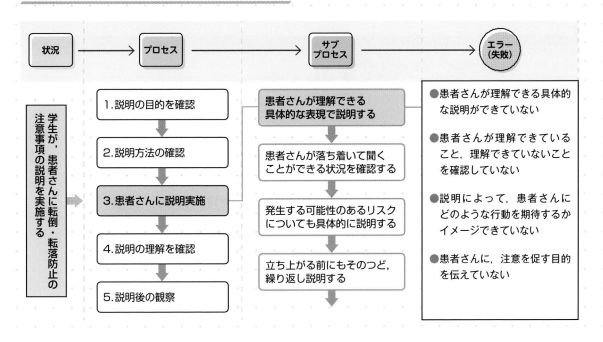

STEP 4 リスクの発生を未然防止するための対策を考える

Step 4 では，Step 3 で挙げたサブプロセスで発生する可能性のあるエラー（失敗）に対して，「そのエラー（失敗）が発生した結果，患者さんにどのような影響を及ぼすか（どのようなリスクの発生の可能性があるか）」を予測し，それらのリスクの発生を未然防止するための対策を考えます．

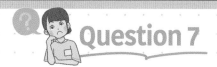

初めに，「そのエラー（失敗）が発生した結果，患者さんにどのような影響を及ぼすか（どのようなリスクの発生の可能性があるのか）」を予測します．Step 3 の Answer 6 のエラー（失敗）の中で，1つを選択し，焦点を当ててください．選択の基準は，「リスクが発生しやすいエラー（失敗）」，あるいは，「リスクが発生した場合，患者さんへの影響が大きいと思われるエラー（失敗）」などです（●制限時間3分間）．

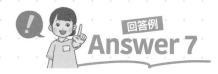

回答例では，「患者さんに，注意を促す目的を伝えていない」というエラー（失敗）に焦点を当てました．

回答例 ▶ エラー（失敗）の1つを選択し，焦点を当てる

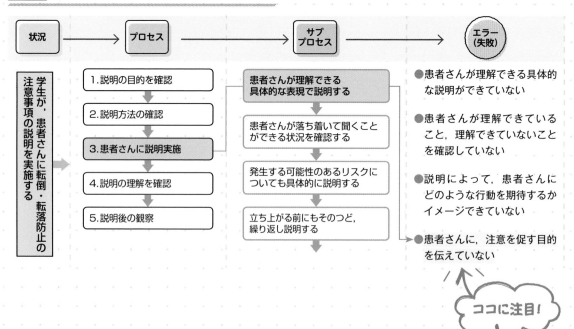

Question 8

次に，そのエラー（失敗）が発生した場合に予測される「患者さんに及ぼす影響」，あるいは「患者さんに発生する可能性のあるリスク」を考えてください．考えた内容を1つ以上，**図10-6**の「吹き出し」の中に記載してください（●制限時間5分間）．

図10-6 予測される「患者さんに及ぼす影響」を考える

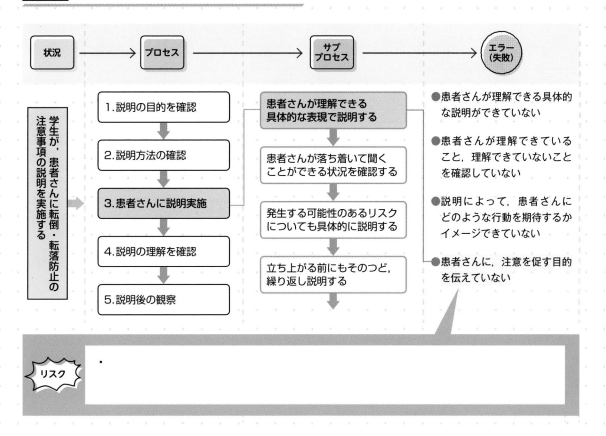

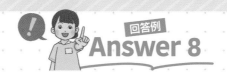
Answer 8 回答例

　回答例では，「学生が注意を促す目的が患者さんに伝わらずに，患者さんがサイドテーブルに手をついて立ち上がる状況が回避できないことで，バランスを崩して転倒（転落）し，結果として患者さんが表皮剥離・打撲・骨折などの外傷を負う」を挙げました．

回答例 予測される「患者さんに及ぼす影響」を挙げる

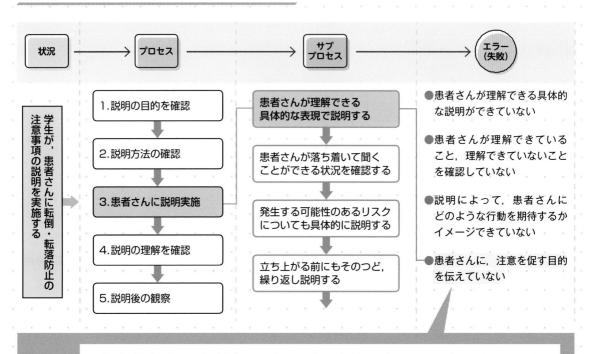

リスク

　・「学生が注意を促す目的が患者さんに伝わらずに，患者さんがサイドテーブルに手をついて立ち上がる状況が回避できないことで，バランスを崩して転倒（転落）し，結果として患者さんが表皮剥離・打撲・骨折などの外傷を負う」という**リスクの発生の可能性が予測される**

Question 9

ここでは，なぜ，患者さんにAnswer 8のようなリスク発生の可能性が予測されるのか，という根拠を1つ以上考えて，図10-7の「吹き出し」の中に記載してください（●制限時間5分間）．

図10-7 リスクの発生の可能性が予測される根拠を考える

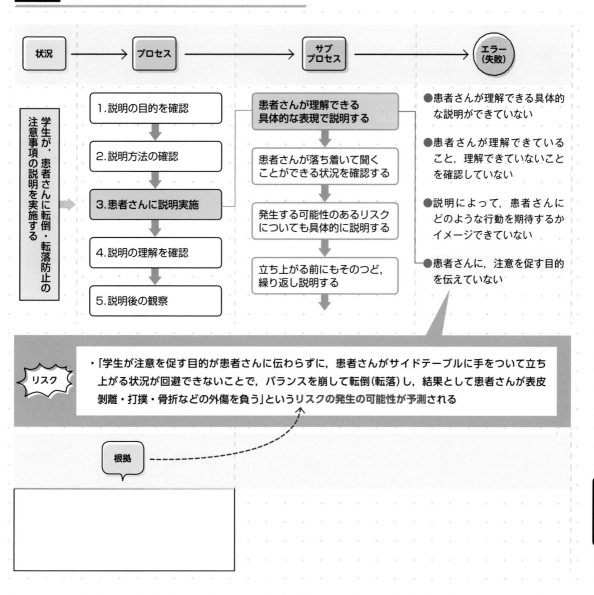

状況 → プロセス → サブプロセス → エラー（失敗）

学生が，患者さんに転倒・転落防止の注意事項の説明を実施する

1. 説明の目的を確認
2. 説明方法の確認
3. 患者さんに説明実施
4. 説明の理解を確認
5. 説明後の観察

患者さんが理解できる具体的な表現で説明する

患者さんが落ち着いて聞くことができる状況を確認する

発生する可能性のあるリスクについても具体的に説明する

立ち上がる前にもそのつど，繰り返し説明する

● 患者さんが理解できる具体的な説明ができていない

● 患者さんが理解できていること，理解できていないことを確認していない

● 説明によって，患者さんにどのような行動を期待するかイメージできていない

● 患者さんに，注意を促す目的を伝えていない

リスク

・「学生が注意を促す目的が患者さんに伝わらずに，患者さんがサイドテーブルに手をついて立ち上がる状況が回避できないことで，バランスを崩して転倒（転落）し，結果として患者さんが表皮剥離・打撲・骨折などの外傷を負う」という**リスクの発生の可能性が予測される**

根拠

回答例では，「患者さんは，普段からサイドテーブルに手をついて立ち上がることもあり，そのつど学生は，『危ないから手をつかないでください』と注意をしていた」という情報があることを挙げました．

回答例 リスクの発生の可能性が予測される根拠を挙げる

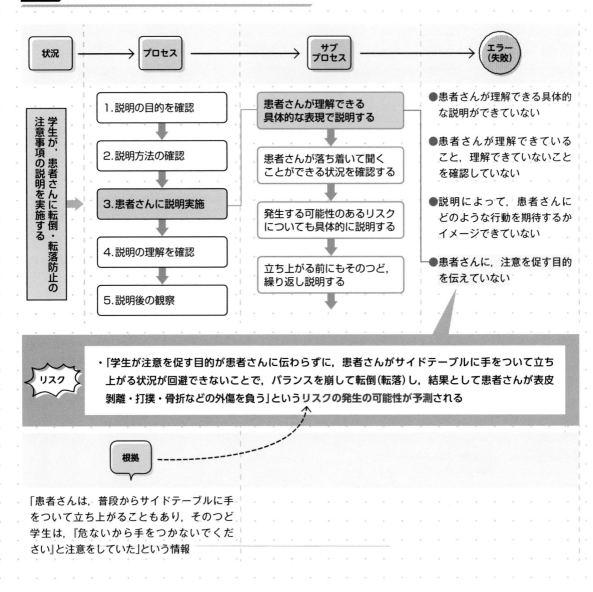

次に，予測したリスクの発生を未然防止するための対策を考えます．

Question 10

　防止対策を考える際，とくに，「学生が注意を促す目的が患者さんに伝わらない」という状況に着目します．そして，「患者さんがサイドテーブルに手をついて立ち上がる状況が回避できないことで，バランスを崩して転倒（転落）し，結果として患者さんが表皮剥離・打撲・骨折などの外傷を負う」というリスクの発生の可能性が予測された場合に，これを未然防止する対策を1つ以上考えて，**図10-8**の「防止対策」の枠の中に記載してください（●制限時間5分間）．

図10-8 リスクの発生を未然防止する対策を考える

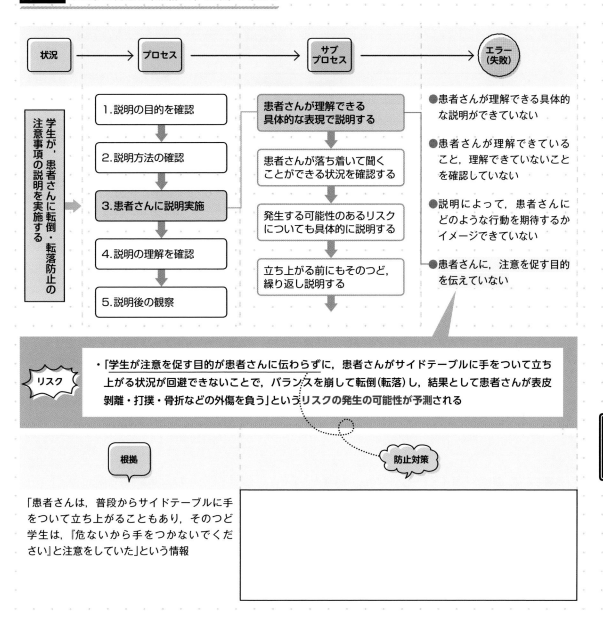

Traning 10

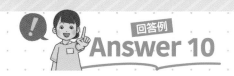

Answer 10 回答例

　回答例では、「学生が、患者さんに、サイドテーブルに体重をかけると、サイドテーブルが動いて転倒（転落）する可能性があることなど、患者さんが理解できるように具体的に説明し、患者さんが理解できているか否かを確認する」、「学生が、患者さんに注意を促す説明方法や、説明内容が適切か、などを指導者・教員に指導してもらう」などを挙げました。

回答例 ▶ リスクの発生を未然防止する対策を挙げる

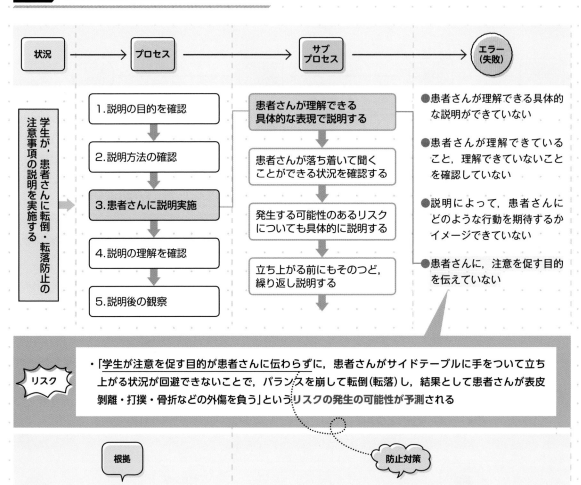

状況 → プロセス → サブプロセス → エラー（失敗）

学生が、患者さんに転倒・転落防止の注意事項の説明を実施する

1. 説明の目的を確認
2. 説明方法の確認
3. 患者さんに説明実施
4. 説明の理解を確認
5. 説明後の観察

- 患者さんが理解できる具体的な表現で説明する
- 患者さんが落ち着いて聞くことができる状況を確認する
- 発生する可能性のあるリスクについても具体的に説明する
- 立ち上がる前にもそのつど、繰り返し説明する

- ●患者さんが理解できる具体的な説明ができていない
- ●患者さんが理解できていること、理解できていないことを確認していない
- ●説明によって、患者さんにどのような行動を期待するかイメージできていない
- ●患者さんに、注意を促す目的を伝えていない

リスク

・「学生が注意を促す目的が患者さんに伝わらずに、患者さんがサイドテーブルに手をついて立ち上がる状況が回避できないことで、バランスを崩して転倒（転落）し、結果として患者さんが表皮剥離・打撲・骨折などの外傷を負う」という**リスクの発生の可能性が予測される**

根拠

「患者さんは、普段からサイドテーブルに手をついて立ち上がることもあり、そのつど学生は、『危ないから手をつかないでください』と注意をしていた」という情報

防止対策

- ●学生が、患者さんに、サイドテーブルに体重をかけると、サイドテーブルが動いて転倒（転落）する可能性があることなど、患者さんが理解できるように具体的に説明し、患者さんが理解できているか否かを確認する
- ●学生が、患者さんに注意を促す説明方法や、説明内容が適切か、などを指導者・教員に指導してもらう

STEP 5 今後，期待する取り組み，得られた気づきをまとめる

さて，ここまでで，学生のあなたなりの，リスクの発生の可能性の予測と防止対策を考えたところで，本事例のその後の経過をみてみましょう．

事例の経過②

● 患者さんが，サイドテーブルに左手をついて立ち上がったときに，サイドテーブルが動き，患者さんはバランスを崩し，頭から床に転落した．

● その際に，サイドテーブルのキャスターの部分に，患者さんの左頬部が当たった．

● 頭部CT検査が行われ，その後，患部のクーリングが実施された．

● 看護学生の注意した内容は「危ないから手をつかないで」であり，「サイドテーブルが動いて転倒（転落）する危険性がある」という内容ではなかった．

● 看護学生は，「サイドテーブルに体重をかけると，それが動いて転倒（転落）する危険性がある」ことを患者さんが理解しているか否かの確認をしていなかった．

● 患者さんは，サイドテーブルの支柱がない天板面に体重をかけたため，加重されたサイドテーブルがしなり，その反動でサイドテーブルが激しく動いた可能性がある．

（日本医療機能評価機構 医療事故情報収集等事業 事例検索より抽出，一部改変）

　本事例では，実際には，看護学生が注意事項を説明したにもかかわらず，患者さんはサイドテーブルに左手をついて立ち上がり，サイドテーブルが動き，患者さんはバランスを崩して頭から床に転落し，左頬部を打撲するというアクシデントが発生しました．

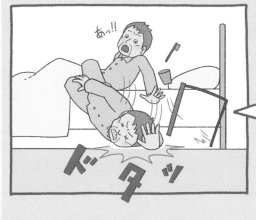

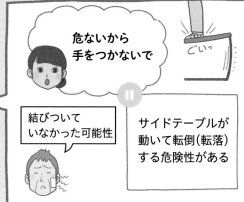

あっ!!

ぐいっ

危ないから
手をつかないで

結びついて
いなかった可能性

サイドテーブルが
動いて転倒（転落）
する危険性がある

Traning 10

アクシデントの発生に影響したことを想定する

学生が説明したことは、「危ないから手をつかないで」であり、「サイドテーブルが動いて転倒 (転落) する危険性がある」という内容ではなく、行為の結果によって、患者さんに与える影響まで説明していない ("説明不足"がある) 可能性があります。そのため、学生が注意を促す目的が患者さんに伝わらず、さらに、患者さんが、転倒 (転落) する危険性があることを理解しているか否かの確認も実施していなかったことで、患者さんが、サイドテーブルに手をついて立ち上がる状況が回避できなかったことが、今回のアクシデントの発生に影響したと想定されます。

以上を踏まえて考えますと、学生が、患者さんに転倒・転落防止の注意事項の説明を実施する場合、発生する可能性のあるリスクを予測することで、患者さんの状況 (普段からサイドテーブルに手をついて立ち上がることもあり、そのつど学生は注意をしていた、など) を鑑みた適切な説明を検討し、ベッドサイドの環境などにも配慮した対応を実施することが重要だと考えられます。

患者さんに、危険性を含めて、どうやって自分の意図を正確に説明するのか、学生のあなたには、"説明不足"を回避するために、さまざまな工夫が求められています。

トレーニングのまとめ

このトレーニングでは、"説明不足"によるインシデント・アクシデントの発生を防止することや、"説明不足"が発生しても患者さんへの影響を最小にするためにはどのようにしたらよいかということを、具体的事例を用いて、さまざまな問いかけを行って展開しました。

+ + +

インシデント・アクシデントの発生要因に焦点を当てた、このトレーニングを体験して、得られた気づきや、気づいた結果を活用してみましょう。今後、どのような実習を展開・継続するのか、個人として、あるいはグループとして取り組みたいことについて、考えをまとめて用紙に記載してください (●制限時間10分間)。

Question11では、回答例は記載しません。学生のあなたが個人として、あるいはグループとして、気づいた結果に関する自由な記載を期待します。

トレーニングを終えて

"説明不足"に焦点を当てた，このトレーニングを体験して，どのような気づきが得られたでしょうか．人には
それぞれ個性があります．たとえば，「慎重で，常に適切な説明を実施しようと工夫する」という傾向の人も
いれば，「自分に自信があって，適切な説明を実施する工夫の必要性をあまり感じない」という傾向の人もいる
と思います．この場合，必ずしも，「慎重な人は"説明不足"によるインシデント・アクシデントを起こさない」，
「自分に自信がある人が"説明不足"によるインシデント・アクシデントを起こす」という単純な話ではありません．

回答例でも説明したとおり，あなたがこのような状況に遭遇したときに，"説明不足"にならないように，リスク
の発生の可能性へと考えを巡らせる視点が重要なのです．そして，「患者さんに，サイドテーブルに体重をかける
と，サイドテーブルが動いて転倒（転落）する可能性があることなど，患者さんが理解できるように具体的に
説明し，患者さんが理解できているか否かを確認する」，「患者さんに注意を促す説明方法や，説明内容が適切か，
指導者・教員に指導してもらう」などの対策を実践できるか，ということを考えてみてください．"自分なら"
具体的にどのような行動をするのかを想定しておくことが大切です．

このような，リスクの発生を未然防止する対策の実施によって，インシデント・アクシデントの発生の防止が
期待できます．これらの発生を未然防止するために，あなたには"具体的な行動"が求められている点に気づけた
のであれば，このトレーニングは終了です．

さらなるトレーニングを実施する場合

今回は，「学生が，患者さんに転倒・転落防止の注意事項の説明を実施する」という状況での5つのプロセスに
おいて，Step 3で「患者さんに説明実施」というプロセスを選択し，トレーニングを展開してきました（**図10-9**）．
ここで別のプロセスを選択して，同様のトレーニングを実施してもよいでしょう．反復学習で，学びを深めるこ
とも期待できます．

図10-9 焦点を当てたプロセスのサブプロセスを考える

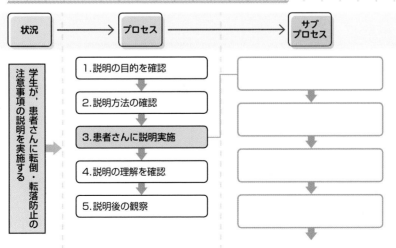

指導者・教員へのメッセージ

　学生には，実習する際，リスクの発生の可能性を予測してもらい，自ら「説明を実施する」という意思決定をしたうえで，主体的な行動を望むことになります．しかし，これは"説明力"という，ひとつのスキルであり，身につけるためには，①説明しやすい環境を整える，②"説明力"育成トレーニングの実施，③説明を実施した後に，ともにチェックするかかわり，などの総合的な背景が重要です．ぜひ，学生の"説明力"を育むこれらの取り組みを期待します．

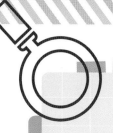

さくいん

あ行

意識障害……………………………………………… 37, 103

移動介助……………………………………………125

思い込み…………………………………………… 57

か行

化学療法………………………………………………163

確認不足……………………………………………… 13

片松葉杖………………………………………………191

環境整備の不備……………………………………… 35

患児の体重測定……………………………………… 59

気管内挿管…………………………………………… 97

疑問力の不足…………………………………………167

ギャッジアップ……………………………………… 81

起立性低血圧…………………………………………163

くも膜下出血…………………………………………185

車椅子…………………………………………………125

血圧測定……………………………………………………169

検温……………………………………………………………169

検査ベッド…………………………………………………125

構語障害……………………………………………………169

誤嚥……………………………………………………………97

呼吸停止状態………………………………………………97

さ行

シャワー浴介助……………………………………………37

小脳萎縮症…………………………………………………169

情報の伝達不足……………………………………………101

人工呼吸器……………………………………………………97

浸漬消毒………………………………………………………75

説明不足……………………………………………………211

全粥軟菜………………………………………………………81

洗髪……………………………………………………………15

足浴……………………………………………………………147

た行

第4腰椎圧迫骨折 ……………………………………………… 53

第6肋骨骨折 ……………………………………………… 207

大腿骨遠位部骨折 ……………………………………… 191

超音波検査 ……………………………………………… 125

伝達不足 ………………………………………………… 189

転倒 …………………………………………… 163，229

転落 …………………………………………… 185，229

疼痛 …………………………………………………… 141

は行

判断未実施 ……………………………………………… 145

貧血 …………………………………………………… 163

不適切な移動介助 ……………………………………… 123

ふらつき ………………………………………………… 163

縫合処置 ………………………………………………… 141

報告を怠る ……………………………………………… 79

歩行障害 ……………………………………… 103，169

歩行練習 ………………………………………………… 191

ま行

めまい…………………………………………………163

沐浴…………………………………………………… 59

や行

湯の温度…………………………………………… 15

ら行

理学療法士…………………………………………191

リハビリテーション………………………………191

両松葉杖……………………………………………191

裂創…………………………………………………141

memo

memo

書いて 考えて 気づける！
医療安全トレーニングブック　ベーシック編

2021年8月5日　　初　版　第1刷発行

編　著	石川　雅彦，斉藤　奈緒美
発　行　人	小袋　朋子
編　集　人	増田　和也
発　行　所	株式会社 学研メディカル秀潤社 〒141-8414　東京都品川区西五反田2-11-8
発　売　元	株式会社 学研プラス 〒141-8415　東京都品川区西五反田2-11-8
印刷製本	凸版印刷株式会社

この本に関する各種お問い合わせ先
【電話の場合】
● 編集内容については Tel 03-6431-1231（編集部）
● 在庫については Tel 03-6431-1234（営業部）
● 不良品（落丁，乱丁）については Tel 0570-000577
　 学研業務センター
　 〒354-0045 埼玉県入間郡三芳町上富 279-1
● 上記以外のお問い合わせは
　 学研グループ総合案内 0570-056-710（ナビダイヤル）
【文書の場合】
〒141-8418 東京都品川区西五反田2-11-8
　　　　　学研お客様センター
　　　　　『書いて 考えて 気づける！
　　　　　医療安全トレーニングブック　ベーシック編』係

©M.Ishikawa, N.Saito 2021. Printed in Japan
● ショメイ：カイテ カンガエテ キヅケル！　イリョウアンゼントレーニングブック
　 ベーシックヘン